医院管理基础与实践

李　倩　付子英　梁建新
余慧卿　陈绮红　罗东霞　主编

上海科学技术文献出版社
Shanghai Scientific and Technological Literature Press

图书在版编目(CIP)数据

医院管理基础与实践 / 李倩等主编. — 上海：
上海科学技术文献出版社, 2024.
　　ISBN 978-7-5439-9093-7
　　Ⅰ. R197.32
　　中国国家版本馆 CIP 数据核字第 202473W72Y 号

责任编辑：付婷婷
封面设计：崔爱红

医院管理基础与实践

YIYUAN GUANLI JICHU YU SHIJIAN

李　倩　付子英　梁建新　余慧卿　陈绮红　罗东霞　主编
出版发行：上海科学技术文献出版社
地　　　址：上海市淮海中路 1329 号 4 楼
邮政编码：200031
经　　　销：全国新华书店
印　　　刷：江苏图美云印刷科技有限公司
开　　　本：787mm×1092mm　1/16
印　　　张：7.5
字　　　数：180 000
版　　　次：2024 年 6 月第 1 版　2024 年 6 月第 1 次印刷
书　　　号：ISBN 978-7-5439-9093-7
定　　　价：78.00 元

http://www.sstlp.com

《医院管理基础与实践》
编 委 会

前　言

  医院是以最大限度满足患者就医,为创建新时代中国特色社会主义和谐稳定的社会就医环境,为人类卫生健康事业服务的社会公益机构,随着社会经济的发展和人民群众对医疗服务需求和期望的提高,医院的功能与任务随之发生了较大的变化,并由此带来了医院管理理论和方法的创新与变革。医院管理者必须关注医院管理的发展趋势与公立医院的改革方向,主动调整医院的经营理念和发展战略,完善医院内部管理,以适应社会经济发展的需要、人民群众对医疗服务的需求和期望,以及政府对医疗服务宏观调控的要求。

  本书系统介绍近年来我国医院管理实践中应用广泛或正在逐步引入的医院管理理论与方法,主要涉及了医院战略管理、人力资源管理、病历档案管理、医院感染管理等,该书内容根据国家医疗行业的相关政策法规、医院管理科学规律和实践经验,结合自身践行医院医疗管理工作经验和教训,符合医院科学化、规范化、制度化、常态化管理的需要,其编写过程遵循科学性、规范性、严谨性、指导性和实用性的基本原则,适应我国卫生管理专业的学生、医院管理者、卫生行政管理者和医院管理教学与研究者的学习和运用需求,可为医疗机构全面合理管理行政和业务工作提供参考。

  医院管理涉及内容广泛,随着科技的进步,其研究领域的发展日新月异,加之作者水平和经验有限,故书中如有疏漏或不足之处,恳请广大读者及医务工作者批评指正,以期再版时予以改进、提高,使之逐步完善。

编　者

2024 年 1 月

目　录

第一章　医院战略管理

第一节　医院战略概述

一、医院战略管理的产生与发展

最早将战略概念与经营联系在一起的是 20 世纪 40 年代末的诺伊曼（Neumann）和莫根施特恩（Morgenstern）。在 20 世纪 40 年代末和 50 年代初，战略管理包括规划、编制、预算系统；60 年代和 70 年代，战略规划在经营单位迅速发展，他们认识到单纯的财务计划不足以成为一个完整的管理系统。1972 年，美国学者安索夫（I.H.Ansoff）在《战略管理思维》一文中最早提出"战略管理"一词。1979 年他又出版了《战略管理》一书，系统阐述了战略管理模式。同时，美国掀起了战略管理与实践的热潮。战略管理先是在营利性组织（如企业）实施，而后逐渐扩大到非营利性组织，如教育机构、医院和政府机构等，以应对竞争环境。

战略管理理论发展很快，国外分为三大学派，即竞争战略学派、资源配置学派和目标战略学派。事实上，竞争、资源配置和目标都是医院战略管理的重要内容，必须给予同等关注。

二、医院战略管理的特征与作用

（一）医院战略管理的特征

1.全局性

现代医院是一个多层次、多要素、多重关系相交织的系统。医院战略管理必须以医院全局为对象，根据医院总体发展的需要而规定医院的总体行为，从全局出发去实现对局部的指导，使局部得到最优的结果，保证全局目标的实现。具体地说，作为指导全局的总方针，医院战略是协调医院内部各科室之间、管理层之间关系的依据，是促进医院内各单位均衡发展与重点发展相结合的保证。每所医院都应根据自身的条件和特点，有计划、有重点地发展一批优势学科，以增强医院的竞争优势，并带动其他学科共同发展，使医疗、预防、保健、教学、科研等各项工作协调发展。

全局性还体现在服从国家大局上。医院的发展不能照抄、照搬发达国家模式，不能脱离国情，不适当的超前消费只能使国家、集体、个人背上沉重的包袱。

2. 长远性

医院战略管理着眼于未来,对较长时间内(5年以上)医院如何生存和发展进行通盘筹划,以实现其较快发展。面对激烈复杂的医疗市场竞争环境,任何医院若没有超前的战略部署,其生存和发展将受到影响。长远性也是战略的全局性特征在时间概念上的表现,它直接关系到医院的未来和发展。对未来的设想,重要的不是回答未来怎样,而是通过预测未来的变化趋势来制定我们现在的策略和措施。对于医院来说,在内部建设及外部环境预测等方面,必须要有长远的战略眼光,决不能急功近利,决不能搞短期行为,而要致力于实现医院的长期战略目标。

3. 关键性

关键性又称重点针对性,是指那些对医院整体目标的实现起决定性作用的因素和环节。战略讲究的是环境的机会和威胁、自身的优势和劣势。实施战略管理,就是要抓住机会,创造相对优势,增强医院的竞争力。比如,全面质量管理就是一所医院工作的重中之重。好的医疗服务质量可以成为一所医院吸引患者的招牌,差的医疗质量可以成为阻碍患者前来就诊的主要因素。

4. 权变性

权变性是指善于随机应变、适时调整、灵活机动的能力。任何医院在其发展过程中,必然要受到诸多方面因素的影响,并随内外环境的变化而变化。医院管理者应根据实际情况的变化,修正战略,调整计划,把战略贯彻于实际行动之中,以求不断适应未来的多变性。

战略管理本身就是一个动态的过程。由于医院战略具有长远性,必须经过一定时期的努力,才能实现医院的战略目标。同时,战略管理又有战略制定、战略实施、战略控制等不同阶段,其中每一阶段又包括若干步骤。因而,战略管理过程的各个阶段和步骤是不断循环和持续的,是一个连续不断地分析、规划与行动的过程,要求医院管理者开拓进取、求变创新,制定和实施适应性应变战略。

(二)医院战略管理的作用

1. 促进医院快速顺利发展

制定医院发展战略规划,是一个调查研究及学习的过程。通过制定战略规划,可使医院领导者对医院当前和未来的发展环境、发展方向和经营能力有一个全面正确的认识,全面了解医院自身的优势与劣势,发展的机会与威胁,做到"知己知彼",以采取相应策略,不失时机地把握机会,利用机会,扬长避短,使医院顺利、快速发展。

2. 提高医院经营的目的性

管理学中有一个共识:工作成绩=目标×效率。有专家认为,"做对的事情"要比"把事情做好"更重要。因为"把事情做好"只是个效率问题,而一开始就设立正确的目标,"做对的事情"才是关键。战略管理中的战略规划,就像战争中的战略部署,在开展之前就基本决定了成败。有了战略规划,医院就有了发展的总纲和奋斗的目标,就可以优化资源配置,创造相对的优势,解决关键问题,以保证医院战略目标的实现。

3. 增强医院的管理活力

医院实施战略管理,就可以围绕战略目标进行组织结构等方面的相应调整,理顺内部各种关系;还可以顺应外部环境的变化,审时度势,正确处理医院目标与国家有关政策,医疗市场需求、竞争与联合等一系列关系,降低医院经营风险,增强医院管理活力。

4.提高医院领导及员工的素质

实施战略管理,有助于医院领导者从琐碎的日常管理实务中摆脱出来,集中精力于医院环境分析,发现和解决那些有关医院前途命运的重大战略问题;有助于领导者总结自己的经营管理理念,使之上升到战略高度,并进一步指导实践;有助于领导者高瞻远瞩,树立战略思想和观念,用战略眼光将医院经营活动的视野放到全方位的未来发展和广阔的市场竞争中,获得更大的成功。对广大员工来说,可以通过战略管理培养他们通观全局的思维方式和价值观念,使之更关注医院的长期目标与自身发展的关系,以便卓有成效地进行合作与配合。这对于面向 21 世纪的医院来说,是十分必要的。

5.激励全体医务人员和管理人员

战略管理可以使医院更加主动,而不是被动地塑造自己的未来。通过战略管理,医院可以掌握自己的命运,使医院内各级管理者都认识和理解战略管理的益处。

三、医院战略管理相关概念

医院战略管理可定义为:制定、实施和评价使医院能够达到其总体目标的措施和策略。医院战略管理是对医院长期性、全局性发展的目标、途径、手段的谋划或方案制定。医院战略管理的主要任务包括:提出医院的愿景和使命,凝聚人心,指明发展方向,确立医院基本发展态势和市场竞争的策略,制定医院职能战略,把长远、全局性的战略和目标落实到医院具体部门的日常工作中,在服务对象确立、诊疗技术选择、质量水平提升、服务特色塑造、人才队伍建设、信息技术支撑、财务资源支持等环节上建立具体行动方案、财务预算和工作程序。

战略管理的工作流程包括 4 个环节:第一步是战略分析,运用分析工具描述国家政治、经济、社会文化、技术方面的变革,以及医疗机构、医药企业等相关机构的竞争状况,为战略制定打基础;第二步,在战略分析的基础上,结合医院自身条件,选择合适的总体发展战略、竞争战略和职能战略;第三步,在战略指导下,整合组织、人力、财务、信息等资源,落实战略;第四步,战略控制与调整,在战略实施过程中监视战略是否偏离原定目标,是否遭遇了重大的环境变化而需要对原定战略进行调整。

战略管理涉及一系列名词术语。这里仅列出经常遇到的名词解释如下。

1.宗旨

宗旨又称使命,这是对医院存在意义的一般描述,应与医院和主要利益相关者的价值观或期望相一致。

2.目的

目的是医院遵循自己的宗旨所要达到的长期的、特定的目标,它可以看作是医院工作活动在一定时期所要得到的结果。一般情况下,目的是定性描述。

3.目标

目标是对上述目的的进一步量化或更精确地描述,有时可能表明具体的完成时限。

4.行为/任务

行为/任务是实施战略的具体步骤,与具体经营问题及具体个人有关。

5.控制

控制是将实际战略实施成效与预定目标进行比较,检测两者的偏离程度,并采取有效措施进行纠正,以促使目标的实现。

四、促进战略成功的管理模式

战略是关于组织的整体运营。在一个组织中,基层人员在组织的各个部门工作,其日常工作主要与其职能、部门或项目小组相关。随着组织结构不断地向扁平化的方向发展,组织中各个业务部门管理者的努力、决策和偏好,对组织整体战略的成败有越来越重要的作用。作为医院的领导者,必须认真地看待和思考这一变化趋势对于医院整体战略规划的影响,尤其要注重人员、信息、资金和技术这4类至关重要的资源管理,打破各个组织部门间狭隘的体制和程序束缚,以使医院的各个部门能够不断开发新的资源和提高资源的利用效率,来适应不断变化的战略。

(一)人员管理

人是战略的核心,人们所掌握的知识和经验是促进战略成功的关键因素。因此,在医院领导者进行战略规划时,必须将组织中的人作为组织最重要的一类资源来对待。人力资源不仅要成为人力资源管理部门所关心的问题,同时也应是组织中各个层级的管理者所考虑的中心问题。

在进行人力资源管理时,通常有两种不同的方法,即人力资源管理的硬性方法和人力资源管理的软性方法。前者将人员视为一种资源,考虑组织如何运用其体制和程序来获得、使用、培养及留住人员以保持其战略优势。在这种方法下,组织的需要占主导地位。后者则更为关注人的行为(包括个人行为和集体行为),考虑文化如何成为促进战略成功或者阻碍战略成功的因素。组织的人力资源管理通常过分注重硬性方法而忽略了软性方法,会导致组织的战略发展或转变受到较大阻碍。因此,在医院领导者进行人力资源的战略管理时,务必要适当地将硬性方法和软性方法有机结合起来,以确保人力资源的管理既能够满足组织的需要,维持组织在人力资源方面的优势,同时也给予员工的行为以充分的关注,构建起适应组织发展的文化。

(二)信息管理

在战略管理中,信息是一种重要的资源。没有物质,就什么也不存在;没有能量,就什么也不会发生;而没有信息,就什么东西也没有意义。随着科学技术的进步,信息技术也在发生着日新月异的变化。在当今充满竞争的市场上,信息管理成为有效提高一个组织竞争力的途径。从战略的角度来看,信息的处理能力能够在多大程度上帮助组织创造新的知识及在组织内外有效分享知识,将成为组织在战略规划中必须仔细考虑的问题。

作为医院的领导者,还应该从以下几个方面来理解信息在战略中的重要性。

1.提高管理能力

例如,医院在采用信息化电子病历后可以提高服务质量和效率,并能够更快捷地搜集患者卫生需求的相关信息,以便于医院制定更加具有针对性的市场战略;医院库房采用信息化的库存管理系统,则能够制定更为科学的存货计划、采购计划,从而降低成本,为医院提供相应的战略竞争优势。

2.改善组织结构

随着信息技术的飞速发展,组织内部信息的交流将越来越快,医院的领导者针对战略问题可以与基层进行更多直接的沟通和互动,减少信息在不同层级传递过程中的损耗。有利于组织发展的"扁平化"管理,决策者也能够更好地利用信息为组织的未来发展做出合适的战略规划。

3.发掘市场机会

随着信息更加容易获取,以及对信息的分析技术的更加成熟,医院领导者在战略规划时有可能依据信息做出更好的决策。例如,医院所在地域居民疾病发生的相关信息、药品零售机构药品的销售情况、高新诊疗技术的信息等,都能够帮助医院领导者对医疗市场进行分析,作出更加符合实际的战略规划。

(三)财务管理

资金与资金的管理方式是决定一个组织的战略能否成功的关键因素之一。对于资金的管理,医院的管理者主要应考虑以下3个方面的问题:①为提高资金的价值所进行的管理,无论是为股东、员工创造的价值还是保证公共资金的最佳使用,都是管理者应该考虑的一个重要问题。②为医院的战略发展提供资金支持,医院领导者在进行融资活动时特别要注意保证融资活动的性质与战略类型相适应,要关注业务成效和财务成效的平衡。③要照顾到各利益相关者的财务预期,不同的利益相关者对财务成效会有不同的预期,因此在设计不同的战略时,必须充分考虑到不同利益相关者的预期,制定适合的战略。

(四)技术管理

在科技发展迅猛的当代,首先要能够及时获得能给组织带来战略竞争优势的技术,其次要对技术进行适当的管理,使技术能够发挥出真正的作用,成为为组织带来优势的源泉。医院要通过技术获得竞争优势,需要创造一个有利于发挥创造性的氛围,使技术的创新受到鼓励,且能广泛沟通和交流,形成学习型的组织文化。对医院的领导者来说,首先应该使医院拥有与其自身定位相适应的业务技术,其次要使各项业务技术之间相互配套,再次要使医院有重点、科室有特色、人有专长。

(五)资源整合

大部分组织的战略不仅要组织在每类资源领域具有相应的能力和优势,更重要的是要组织具备将上述的各类资源整合在一起的能力,这样才能使各类资源对组织战略的实施有更好的支撑。例如,医院对于人才的培养和引进、对于市场信息的调查和利用、对于高新设备技术的采购和使用、对于资金的投资规划等,看似是一个个不相关的相对独立的活动,但如果从医院的战略管理层面来看待,就必须对以上每项涉及资源管理的活动进行整合,只有将医院所拥有的各类资源和能力有效并快速地融合,才能真正从资源的管理上取得竞争的优势,才能确保各项资源为战略的实施提供最大的支持。

第二节 医院战略规划的制定

战略是对战争全局的筹划和谋略,而战略管理可以定义为:制定、实施和评价使组织能够达到其总体目标的措施和策略。其目的就是要为组织创造一种独特、有利的定位,成功地与其竞争对手进行竞争,满足顾客的需求,获得卓越的业绩,实现组织目标。医院战略是医院面对激烈变化的经营环境提出的严峻挑战,为求得长期生存和不断发展而进行的总体性谋划。这种谋划注重从全局的视野创造医院的未来。医院战略就是在对医院的内外部环境进行正确分析的基础上,认清医院现有的优势、劣势,面对的机会和风险,选择、确定医院的总体目标和实现目标的方针与策略。

一、医院竞争战略的内涵

波特竞争战略与医院战略管理所提出的竞争战略为理论界和企业界所熟知,它是由著名战略管理学家、美国哈佛商学院的迈克尔·波特教授提出的,即通常所说的通用竞争战略。波特的3种竞争战略分别是:低成本竞争战略、差异化战略和集中型战略。低成本竞争战略即指企业在提供相同的产品或服务时,其成本或费用明显低于行业平均水平或主要竞争对手的竞争战略。低成本战略的意义是通过成本优势使企业在相同的规模经济下取得更大的盈利,积累更多的发展基金,或在不利的经营环境中具有更强的生存能力。低成本优势的另一含义是这种优势的可持续性。差异化战略是指企业通过向用户提供与众不同的产品和服务取得竞争优势的竞争战略。这种战略要求企业在产品的设计、品牌设计、生产技术、顾客服务、销售渠道等方面,提供竞争对手不具备的、不同的产品和服务。这种战略要求企业在产品价格、成本等方面,不仅可以给企业带来高于同行竞争对手的利润率,同时,也避开了激烈的价格竞争。由于产品或服务的独特性,增加了对顾客的吸引力,减少了顾客对价格的敏感性。集中型战略是指企业的某一经营领域主攻某个狭窄的特殊顾客群,某一产品系列的一个细分范围或一个地区市场,在这个狭窄的领域内,实施低成本或实施差异化,或是两者兼而有之的竞争战略。

波特认为,企业只有在其经营领域内选择上述3种战略之一,企业才能发展,才能在竞争中获胜。而美国的另一位管理学者海尔则认为波特实际上只是提出了两种战略,即低成本战略和差异化战略,而集中型战略不能作为一个独立的战略。事实上,集中型战略是差异化战略、低成本战略在一些局部领域的集中运用。市场竞争的历史经验和教训告诉我们,低成本战略和差异化战略对企业的生存和发展具有十分重要的意义。

从波特竞争战略中,我们可以发现其基本观点:企业战略的关键是确立竞争优势。如何确立和发展竞争优势,则要求管理者对SWOT(优势、劣势、机会、威胁)进行组合分析,洞察环境变化的趋势,把握机会,规避风险,发挥优势,弥补劣势,将外部环境变化所出现的机会和企业本身优势之间形成交集,寻找未来最佳经营范畴。波特的3种基本竞争战略理论发展完备,广泛地应用于一般产业的分析中,为决策者进行产品定位、实现利润最大化和提高竞争地位提供了清晰的指导。波特竞争战略中的企业被定义为"相关经济活动的集合体",因此,波特用于单个企业的竞争战略理论在某种程度上可以用来分析医院竞争战略的选择。

根据波特竞争战略,医院的竞争战略可以划分为低成本战略、差异化战略和专业化战略。不同类别、规模、资产性质的医院,要根据自己的目标市场定位,选择合适的竞争战略来经营自己的医疗业务。每个医院管理者必须把握多变的环境,根据自身的特点,确定战略目标和方向,构建和发挥自己的竞争优势。

二、医院战略的层次

医院战略有不同的层次,可分为:总体战略、业务战略、职能战略。

总体战略是医院最高层次的战略。它根据医院的目标,选择医院的经营领域和发展方向。从医院的经营发展方向到医院各部门的协调,从医院有形资源的利用到医院价值观念、文化环境的建立等,都是医院总体战略的重要内容。从其形成的性质看,是关乎医院全局发展的、整体性的、长期的战略行为;从参与战略形成的人员看,主要是医院的高层管理者;从对医院发展的影响看,与医院的可持续发展密切相关。

业务战略是医院各业务经营单位的战略。经营战略是在总体战略的指导下,具体科室的经营计划和方略。业务战略着眼于专业科室的局部战略问题,关系着某一具体的服务和市场,在一定程度上影响医院总体战略的实现。

职能战略是医院职能部门的战略。它是医院职能部门创建和有效运用研究开发、医疗服务、财务运营、人力资源等方面的机制和方略,以保证医院总体目标的实现。职能战略着眼于医院的经营目标,进行相关的策划,提出目标实现的具体措施和计划,促进和保证医院战略目标的如期实现。

战略制定必须以更新经营理念为前提,医院宗旨的陈述是制定医院战略的基础和起点。医院宗旨要回答"医院为什么存在? 医院要干什么?"的问题。医院宗旨是医院经营理念的集中体现。在社会主义市场经济体制下,医院经营理念主要包括以下 7 个全新观念。

(1)客户观念:随着医疗卫生市场激烈的竞争,医疗服务的买方市场逐步形成,患者对医疗服务的要求越来越高,选择医院的意识越来越强。因此,医院要树立患者第一的观念,一切以患者为中心。

(2)质量观念:树立质量是生命的服务观,实行全员质量管理。①医院文明建设与全优服务结合。②发展科学技术与提高医疗质量结合。③提高工作环节质量与医疗终末质量结合。④落实权责与激励结合。运用 PDCA 循环管理原则,以检查抓落实,增强全员质量责任意识。

(3)市场观念:市场观念是指医院管理者应具有强烈的市场意识,也就是按照市场需求,即患者需要来调整医院服务活动的观念。

(4)竞争观念:对外,即医院之间的竞争是各自实力的较量,是人才、技术、设备、质量的竞争,也是医院之间经营管理及对外适应能力等方面的竞争;对内,竞争是医院人事、分配机制产生活力的根源。

(5)开发观念:医院管理者应具有开拓创新和应变的经营观念,在人力资源、技术资源、管理资源及市场等方面进行开发。

(6)人才观念:医院管理者要具有研究人才成长、发现、选拔、合理使用和有效培养人才的观念,也就是研究智力投资或智力开发的观念。

(7)效益观念:医院管理者应具有以社会效益为首位,不断提高经济效益的观念,这是经营理念的核心观念。

三、制定医院战略的步骤

制定医院战略规划前,决策人必须明晰以下问题。

(一)医疗市场容量与需求强度

这里面要知晓两大类问题:①医院所服务的人口规模、分布情况以及目标人群的变化趋势。未来5年,医院现有的服务人群是增加还是减少?特殊人群的服务需求有无变化?目标人群对医院的使用模式如何?是来看常见病,还是来看疑难杂症?某个服务项目将怎样影响医院的其他服务?某一项目的需求在多大程度上依赖于保险覆盖情况?②医院在区域医疗市场上所占份额。竞争对手得到了多少市场份额?患者来自全国哪个地理区域?服务的主要对象是谁?哪些人群靠医院实现他们大部分的医护服务需求?服务区域人群的年龄分布情况以及经济状况的发展趋势。

要对患者的构成进行量化分析。例如,是什么使得患者到你的医院购买服务或寻求护理?为什么我们医院比其他医院对患者更有吸引力?除了医疗护理外,什么是吸引患者的"增值服务"?医院提供的服务是否有不完善的地方?来诊患者对医院的满意度是多少?患者满意的关键点在哪里?什么是提高顾客满意度的关键服务?哪些服务占有较大的市场份额?哪些市场份额较小?是否应考虑削减或停止不能对医院的使命、财务状况和效率做出贡献的服务?是否应考虑到自身发展,而是购买医院有不足或弱项的医疗服务能力?

(二)顾客/患者分析

医院还要制定适当的技术、临床服务模式。医院要了解,改变临床服务模式对服务的需求或利用的预测值会有怎样影响?改变技术对服务的需求或利用会有怎样影响?

(三)医院竞争环境分析

SWOT分析就是对医院的优势、劣势、机会与威胁进行分析。在分析时要把所有的内部因素集中在一起,然后,用外部的力量对这些因素进行评估。SWOT分析通常有以下4个步骤。

(1)医院内部环境的分析,找出自身的优势和劣势:医院的优势是指在执行策略、完成计划以及达到确立的目标时可以利用的能力、资源以及技能的独有。医院的劣势是指执行策略、完成计划和达成确立目标时可以利用的能力、资源及技能的缺失。影响这些优势、劣势的主要因素包括对市场的控制能力、核心优势、经济规模、成本、领导和管理能力、技术能力、专科特色、服务差别等。

(2)分析医院的外部环境,认识机遇与威胁:医院的机遇是在环境变化的趋势中,对医院的生存与发展有吸引力的、积极的、有促进作用的方面;医院的威胁是指在环境趋势中对医院的生存发展有不利、消极、抵抗作用的方面。优势、劣势、机会和威胁都是相对的、动态的,是在特定时间和特定区域内通过比较而识别的。

(3)组合医院的优势、劣势、机遇与威胁:①把识别出来的优势分成两组,一组与机遇有关,另一组与威胁有关。②然后构建一个表格,每个单元占1/4。③把医院的优势与机遇、威胁的两组配对,也将劣势与机遇、威胁的两组配对,分别放在单元格内。

(4)制定不同的医院战略:①在某些领域内,医院可能面临来自竞争者的威胁;或者在变化的环境中,有不利的趋势;或者有些领域或趋势中,医院存在着某种劣势。医院的战略选择就是把这些劣势消除。②在某些领域内,医院可能面临一些机遇,或者在变化的环境中,有一种有利的趋势;在这些领域或趋势中,医院存在着某种优势。医院的战略选择就是要利用这些机遇形成自己的真正优势。③在某些领域中可能有潜在的机遇,但医院存在着某些劣势,医院的战略选择就是要把这些劣势加以改变,逐步形成自己的优势。④在某些领域中可能有潜在的威胁,但医院存在着某些优势。医院的战略选择就是将这些优势加以保持和发扬,并保持警惕,随时监控威胁的发生。

(四)提出战略备选方案

1.规模经营战略

规模经营在于成功地实现低成本扩张,抢占更多、更大的市场,拥有强大的市场竞争力,规模经营效益可以通过联合兼并、资产重组等方式形成医院或医疗集团,连锁经营和各种协作方式的松散型联合,其结果必然是拓展新的医疗市场,促进区域卫生资源的利用效益,发挥医院规模经营效益。规模经营机遇和风险并存。为防范扩张失败或背上沉重的包袱,规模效应要把握好扩张的方向和对象。①选准扩张的方向,实现跨越式发展,把眼光盯在中国加入WTO后的国内、国际医疗市场。②选准扩张的时机,从医院的内部优势分析中看出,医院的综合实力及经济基础已发展到一定阶段,完全具备扩张的实力。③选准扩张的对象,不能在一个狭小的区间选择规模小而无特色的医院,要在认真做市场调查的基础上考察拟并购的医院,分析扩张的可行性。④积极稳妥地实现低成本扩张,搞好产权制度、人事制度、分配制度等方面。

2.差异化经营战略

患者在医院不仅希望得到快速、安全、有效地治疗,也希望得到医务人员关心和爱护。随着生活水平提高,还希望享受到方便、舒适的医疗服务。因此,服务质量和医疗质量是医院工作质量固有的、不可分割的两部分。医院应建立自己服务独特性的战略。尤其在医疗技术专科特色、高服务质量和社区服务逐渐形成的今天,差异主要来源于资源和能力的差别,其中最主要的区别是组织资源、人力资源和无形资产。

3.品牌经营战略

采用品牌战略,就是要创造出医院特有的服务模式,既符合市场,又适合患者,这才能保证医院竞争力的持久发展。因为在消费市场中,品牌意识在消费者头脑中越来越强,一旦消费者在医院提供的医疗服务中形成"消费满意",他往往会与医院建立起长久的良好医疗供需合作关系。医院的品牌,除了产品固有的技术含量、产品质量和价格三大要素外,还应有专家知名度、专科特色、高精尖仪器及技术水平等要素形成的无形资产,包括医院的社会信誉度高、专家知名度高、人群中口碑好等。在医疗市场中,谁能够解决好患者的问题,有竞争优势的核心技术,谁就能够得到患者的信任,有了患者的信任,医院就有发展。没有学科优势,没有自己的特色和品牌的医院,在医疗市场中没有竞争力。一个品牌的形成往往需要相当长的时间才可以做到。对于一个医院来讲,形成品牌的道路只有一条,那就是依靠不断地创新,求助于高新科技,在创新中寻求空间,通过创新来树立医院的核心技术,树立医院品牌。

4.优质经营战略

患者选择医院将以医疗质量的高低为第一标准,面对社会日益增长的医疗需求和质量理念的产生,医疗质量管理必须与国际接轨,才能在入世后的医疗市场竞争中取胜。主要从以下3个方面着手:①重视质量管理国际标准。②重视生态文化在医院建设中的作用。③重视服务水平的提高。

5.特色经营战略

人无我有是独创技术,人有我优的是优势技术,人多我精的是特色技术。构成特色经营的就是这些技术,技术特色是形成有效竞争力的核心。实施特色经营的基础是"院有重点学科、科有专科特色、人有技术专长"。要发展技术特色靠技术创新,技术创新靠高素质人才,人才完成创新又需要设备、资金等工作条件。因此,特色经营战略强调的是特色与创新,实际反映的是医院核心竞争力。创新的本质就是缔造第一,就是占领医疗市场。在进行充分的战略分析的基础上,可以提出医院的战略备选方案。提出战略选择方案时需要考虑的最基本问题是"哪一种战略方案最明智?"人们选择战略方案时往往考虑那些显而易见的战略,因此,在医院战略选择的过程中,可供选择的方案越多越好。

(五)评估战略备选方案

按战略分析的原则评估各备选方案,一般要抓住以下两个基本点:①要选择的方案是否发挥了医院的优势、克服了弱点、善用了机会,并将威胁削弱到最低程度。②战略方案是否可被接受,问题的关键是医院利益相关者能否接受这个战略方案。

(六)战略选择

在战略选择的基础上,由医院的决策者进行战略选择。选择的战略方案可能是一种,也可能是一种组合。医院决策者和利益相关者的价值观和期望在很大程度上影响着战略选择。

(七)制定战略计划和政策

根据选择的战略方案,制定相应的政策、策略和战略实施计划。首先要确定目标和任务,确定战略实施的指导思想和原则,明确要做什么、在什么时间做、由谁去做、需要什么资源、资源如何分配。也就是说,要制定详尽的战略实施计划。战略计划的目标是使用正式的计划系统来实施医院战略,并将医院战略行为时间表化。一般有3种战略计划方法:①从上到下,计划主要从医院高层开始并控制。②从下到上,计划主要从医院各个部门开始,医院只是加以引导,说明其要求,医院高层最后判断各部门提交上来的计划。③综合的,在医院高层和各部门间开展连续的讨论。

第三节　医院战略控制

控制,一般是指将反馈回来的实践结果与预定的目标(标准)进行比较,检测偏差程度,评价其是否符合原定目标(标准),发现问题,及时采取措施予以纠正。一所医院对其战略活动的控制是一个调节过程,即通过保持医院系统稳定地运行,借以实现医院战略目标的不断调节过程。

一、医院战略控制的目的与任务

战略控制之所以必要,是因为在战略实施过程中会出现一些问题。例如,出现战略方案的局部或整体与内部条件不符的状况,这一般是由于战略方案制定不周全或环境发生与原来预测不同的变化而产生。因此,战略控制的目的主要有两个方面:①为了保证战略方案的正确实施。②为了检查、修订、优化原定战略方案。但是,要注意战略控制不是具体地去进行计划执行情况的检查与控制,它所关心的是以下一些主要问题:①现行战略实施的有效性。②制定战略方案的前提(如战略环境及预测等)的可靠性。③早期发生战略方案修正的必要性和优化的可能性。④有无引起对战略方案与战略规划总体进行重新评价的必要性。

二、医院战略控制的程序

战略控制作为一个调节过程,一般有以下几个步骤。

(一)确定目标

医院管理部门在制定战略方案执行以前就要明确而具体地指出医院的战略总目标和阶段目标,并将此目标分解给下属各部门,使各部门既有一个确定的奋斗方向,又有一个阶段的分目标。

(二)确定衡量工作成果的标准

衡量标准或称评价标准是工作成果的规范,是从一个完整的制定战略方案中所选出的对工作成果进行计量的一些关键点,它用来确定医院各级是否达到战略目标和怎样达到战略目标。

(三)建立报告和信息反馈等控制系统

报告和信息反馈系统是医院进行控制的中枢神经,是收集信息并发布指令所必需的,这对于大型和超大型医院则意义更为重要。没有一个报告和通信系统,医院就不可能获得进行分析与决策所需的充足而及时的信息。

(四)比较结果

比较结果是对收集到的信息资源与既定的医院评价标准和医院战略目标进行比较和评价,找出实际活动成效与评价标准的差距及其产生的原因。这是发现战略实施过程中是否存在问题和存在什么问题,以及为什么存在这些问题的重要过程。

(五)采取纠正措施

通过对结果的比较,如果达不到所期望的水平,则医院应采取纠正措施,纠正措施应视问题的性质和产生的原因而定,不一定是对问题所在部门采取责令其改变实施活动或行为,也可能是调整评价标准或医院目标及该部门的分目标。

医院控制过程中,从着手纠正到完成纠正之间往往存在一个时滞,一所医院的服务范围及人群越分散,跨地域服务越多,组织规模越大越复杂,这种时滞往往越长。

三、医院战略控制机制的选择

医院总体上正确地运用战略控制机制,可以使各部门在控制自己的战略决策时,从优先考虑本部门利益的排外立场上转变到积极寻求统一的医院总战略。所谓控制的机制,主要是指控制所借以进行的手段及其耦合。医院的控制机制有 4 种类型。

（一）计划的控制机制

计划是医院对下属进行战略管理具有关键作用的控制机制,大多数医院都在战略方案的指导下制定实施计划。计划的控制机制是要在可行的范围内,使制定的计划能够将医院和它的业务分部门的目标具体化为指标或标准,例如在利润、支出和投资水平等方面的指标或标准。

从战略的角度评估一个计划,必须注意以下几个方面的问题:①计划是否与战略目标相一致,并为战略目标的实施服务。②计划是否与战略环境相符合。③计划是否与内部条件相协调。④从可获得的资源、业务单位的能力和价值的角度来看,计划内容是否恰当。⑤计划能否接受一定程度的风险,有无应变能力。⑥计划的时间期限是否恰当。⑦计划是否具有可操作性。⑧计划能否激发人们的积极性。

从医院管理的实践经验来看,计划中易犯的错误是:①医院主要领导者过度依赖于计划提出者或委托单位。②管理者埋头于处理眼前事物和日常事务。③制定了一个起点不高的计划或难以实现的空洞计划。④没有使各级执行人员参与计划。⑤没有使计划成为评价绩效的标准。⑥执行过程中各相关部门各行其是,难以协调。⑦计划过于死板,缺乏应有的灵活性和回旋余地。⑧不能及时有效地检查计划的完成情况。

（二）数据资料的控制机制

数据资料的控制机制主要是通过负责收集和提供与医院发展战略有关数据资料的系统来进行战略控制。成功的关键在于信息的及时、有效和准确。它主要包括信息系统、成果评价系统、资源分配程序、预算过程等。

（三）管理人员的控制机制

这是指通过对管理人员和职工提供帮助、强化协调等办法,使他们的愿望和自身利益的观念从对本部门的局部利益的要求转到关心医院总体发展战略活动上去。

这一机制成功的关键在于以下 3 个方面:①下属对医院战略的理解和支持。②正确地使用杰出的管理人才。③最大限度地调动职工的积极性。

（四）解决争议的控制机制

这一机制主要解决各部门在实行战略方案时所引起的争议。它是指:①决策责任的确定和调整。②建立争端解决程序。③必要时建立相应的协调机制,如协调委员会、特别工作组等。

为了防止争议的产生,医院还可采取避免争议的预先控制。也就是说,管理人员采用适当的手段,使不适当的争议行为没有产生的机会,从而达到不需进行控制的目的。具体做法有以下几种。

1.管理自动化

医院通过自动化手段来减少所需的控制,因为一些自动化手段能够按照医院的预期目标正确地工作,从而减少矛盾,保持工作的稳定性。

2.相对集中化

这是指把权力集中于少数高层管理人员手里,减少了分层控制所造成的矛盾。

3.与外部组织共担风险

这是指医院有些业务活动由共担风险的外部组织承担责任、负责控制,本医院或单位不需要再进行控制。

4.转移或放弃某种服务活动

这是指把某些难以控制的业务活动,通过转让等办法,使其在本单位停止,以此来消除有关的控制活动。

医院战略规划的是医院的远景和任务。医院经营战略的核心是资源配置。通过筹划研究未来的资源配置及其与外部环境相互作用,指导和解决医院经营发展中的一切重要问题。利用它所面对的各种机会和回避它所受到的各种威胁,同时把医院内部的弱势转化为优势,这就需要医院建立战略管理系统。战略管理系统能够解决市场占有份额、市场的复杂性、固定资产规模、市场增加率、竞争程度和环境的变化程度。中国加入WTO后以及医疗市场的开放,国家鼓励更多私人和外商投资医院,市场竞争更为激烈。同时开放的经济要参与全球的竞争,必然会给医院造成复杂的经营环境,决策者不再具有关于环境因素的足够信息,难以预测外部环境的变化。这种环境的不确定性、复杂性和多变性也增加了医院进行决策的难度。一个科学、合理、实际操作性强的发展战略是在医院发展目标的指引下,结合对医院外部环境(机遇与风险)和医院内部情况(优势和劣势)的全面分析,得出如何实现医院目标的策略和方法。战略解决的是医院内部思想一致、步调一致的问题;思想一致,才能有目标一致和行为一致,才能减少内耗,减少运营成本,增加效益。

第二章　医院人力资源管理

自 20 世纪 70 年代以来,人力资源管理作为管理学的一门新兴分支学科逐渐发展起来。我国人力资源管理理论的引入时间不长,但医院人力资源管理对提高医院核心竞争力的作用已得到广大医院管理者的认同和重视。医院人力资源管理是通过一定手段对医、技、护、管等医院各类人力资源进行合理地计划、组织、领导和控制的过程。当前,我国公立医院和民营医院共存,各类医院之间的服务质量和市场占有等状况备受关注。一个医院在一定时期内所拥有的资源是有限的,如何利用有限的资源,特别是人力资源,提高自身竞争优势显得尤为重要。

第一节　医院人力资源管理概述

一、基本概念

(一)人力资源的概念

资源是一个经济学术语,是人们赖以生存的物质基础和客观条件,指为了满足人们某种需求可以投入生产活动中的一切要素。资源依据存在的状态通常可以划分为 4 类,即自然资源、资本资源、信息资源、人力资源,其中人力资源是人类社会生产活动中最活跃、最重要的资源。

对人力资源概念的阐述,可追溯到 1954 年,由美国管理学家彼得·德鲁克在他的著作《管理的实践》中提出。彼得·德鲁克认为,"人力资源和其他所有资源相比较,唯一的区别就在于它是关于人的资源,并且是经理们必须考虑的具有'特殊资产'的资源。"

综合国内外学者对人力资源的分析,我们把人力资源定义为:在一定范围内能够作为生产要素投入社会经济活动中,可以推动经济和社会发展的全部现实或潜在劳动人口的总和。从宏观上,"一定范围"可以指一个国家或地区;从微观上,它可以指一个学校、医院或企业等。现实劳动人口是指实际从事社会经济活动的全部人口;潜在劳动人口是指处于储备状态,正在培养逐步具备劳动能力,或虽具有劳动能力但由于各种原因不能或不愿从事社会劳动的,并在一定条件下可以投入社会经济生活的人口总和,如大专院校的青年学生。

(二)医院人力资源管理的概念与职能

医院人力资源管理是根据医院与职工个人发展的需要,对医院中人力这个特殊资源进行有效开发、合理配置、科学管理,以实现医院与职工个人共同发展与成长的过程。当前人力资源管理理念已明显区别于传统人事管理,这并不是追求一种新潮,而是管理理念与管理思维的更新。

医院人力资源管理主要表现在以下几个方面。

1.规划人力资源

对医院人力资源的整体状况做出评估,依据医院发展的战略目标,预测医院在一定时期内对人力资源的需求与供给,从而制定出人力资源规划方案。

2.获取人力资源

在人力资源需求与供给平衡预测的基础上,根据医院现实和未来发展的需要,为医院获取合适的人力资源,具体包括招聘、甄选、录用、配置等过程。

3.整合人力资源

通过教育、培训和实际参与等方式,努力使新员工的行为、态度与医院的经营理念与要求相一致,彼此之间形成高度的协调与配合,发挥整个团队的集体优势,借以提高医院的工作效率与效益。同时,医院在此过程中逐步了解员工,建立起医院与员工的共同利益诉求。

4.激励人力资源

运用激励理论和方法,建立起适合医院的激励体系,使员工保持有效的工作状态,并拥有积极性和满足感。

5.开发人力资源

人力资源本身具有很大的潜能。在一个组织中,潜能的发挥程度主要取决于这个医院对员工的重视程度。科学合理的人力资源管理活动可以挖掘、培养、发展员工的潜能,使其各方面能力不断增长。因此,在医院发展的同时,应通过培训、职业生涯规划、继续医学教育和工作丰富化等形式,满足医务人员的个人发展需要,以增强和激发其工作的积极性、主动性和创造性。

6.调控与维护人力资源

人力资源管理中的调控职能是指对员工进行科学合理的动态管理:一是对员工绩效进行科学合理的评估;二是以评估结果为依据,对员工进行晋升、调配、奖惩、解雇等动态管理。人力资源的维护是指在人力资源管理活动中维护员工的合法权益,保证员工在工作场所的安全、健康和应得收入,从而维护人力资源的持续劳动能力。维护功能可以使医院免受劳动纠纷和法律诉讼而减少损失。

（三）医院人力资源的分类

医院人力资源主要分为卫生技术人员、非卫生技术人员、行政人员和工勤人员。行政人员的职务多实行任命制,专业技术职务一般经评审后实行聘任制。

1.卫生技术人员

我国卫生技术人员根据业务性质分为5类,包括:①医疗防疫人员,含中医、西医、卫生防疫、妇幼保健、职业病防治等专业,其专业技术职务有主任医师、副主任医师、主治医师、医师、医士、卫生防疫员、妇幼保健员等。②药剂人员,含中药、西药两个专业,其专业技术职务有主任药师、副主任药师、主管药师、药师、药剂士、药剂员。③护理人员,专业技术职务有主任护师、副主任护师、主管护师、护师、护士、护理员。④康复人员,专业技术职务有康复主任医师、康复副主任医师、康复医师及作业治疗师（士）、理疗学医师（士）、言语治疗师（士）。⑤其他卫生技术人员,涉及检验、理疗、影像、病理、口腔、特诊、核医学诊断、营养、生物制品生产等专业,其专业技术职务有主任技师、副主任技师、主管技师、技师、技士、见习员。

教学医院的卫生技术人员,除授予医疗专业技术职务外,还可授予教授、副教授、讲师、助教等技术职务。

2.非卫生技术人员

随着现代科学技术在医院各环节的广泛应用,非卫生技术人员在医院占有越来越大的比例。非卫生技术专业涉及医疗设备工程、电子生物医学工程、电子计算机、激光、机器工程、计量检测、建筑工程、水暖气电、制冷、空调及净化处理工程等。非卫生专业技术职务有高级工程师、工程师、助理工程师、技术员。其中,属于医学技术工程的技术人员亦可纳入卫生技术人员范畴。

3.行政人员

医院行政人员包括正、副院长,党委(党支部)正、副书记,团委(团支部)书记;院长办公室、党委办公室、医务科(处)、科教科(处)、护理部、门诊部、宣传科(处)、设备科(处)、总务科(处)等正/副主任、正、副科(处)长、科员;其他行政职能部门的工作人员,如保密档案员、统计员、病案管理人员、图书管理人员等。

4.工勤人员

根据岗位技能,医院工勤人员可分为技术工人和普通工人。技术工人系为具有明确任职技术条件、具备相应专业技术水平的专业技术工人,并评定相应的专业技术等级。通常技术等级为高级工7~8级,中级工4~5级,初级工1~3级。

在医院人力资源管理中,我们需依据现行医疗法律法规,结合医院的服务对象、服务市场的特点,遵循医院管理规律,面向医院未来发展需要和医院人力资源自身发展需求,对上述各类人员进行规划、录用、培养、使用、开发、激励和保障。

二、医院人力资源现状

随着社会经济的发展,作为最为重要资源的人力资源越来越引起各级各类医院的高度重视,有效的人力资源管理已成为医院发展与成功的关键。目前我国医院人力资源管理大多还处于传统的人事管理阶段,医院人事部门还不能够为医院的发展和医院员工提供优质的管理和服务。这在一定程度上影响了整个医疗卫生队伍素质的提高和医院的发展。如何把传统的医院人事管理转变为现代医院人力资源管理,是深化医院人事制度改革、推动医疗卫生事业发展过程中的一个重要课题。目前我国医院人力资源管理主要存在以下问题。

(一)对人力资源管理的重要性认识不足

受现行医疗体制的影响,一些医院的人事管理还留有很重的计划经济时代烙印,医院决策者缺乏全面的人才观,没有正确的人力资源管理的理念。这是当前部分医院对人力资源管理重视不够的主要原因。

(二)人力资源管理体制僵化

目前,许多医院尤其是公立医院还未真正成为医疗市场的竞争主体,医院内部人力资源管理机制不健全,人力资源的市场机制尚未完善,其运行仍然受到行政主管部门的较多干预。在一些地区,公立医院无直接招聘人员的权力,须经政府有关部门在市场上公开招聘后才能进入医院。医院无选人、用人的自主权,使医院人力资源管理的职能受限。

（三）缺乏科学的绩效评估体系

许多医院的绩效考核虽然有所改进,但对不同专业、不同层次人员的考核大多还是使用统一的考核标准,所考核的德、能、勤、绩内容也较笼统,较难反映不同岗位人员的实际绩效。这使医院员工的绩效考核流于形式,考核结果与员工的实际贡献较难吻合,不利于调动员工的积极性。

（四）分配制度缺乏竞争性和激励作用

尽管我国已出台了一系列的人事分配制度改革文件,许多医院按绩效评估结果给予绩效奖。但是,由于缺乏科学的绩效评估体系,医院绩效奖励的方法受到一定的质疑。目前,医院也基本上未能开展系统的岗位分析、薪酬市场调查、绩效考核,以及薪酬激励等规范化的人力资源管理工作。

（五）人才流动机制不完善

目前,市场上已经有一定规模与数量的卫生人才交流中心与中介公司,但医学相关类人才真正流动起来还是非常困难。医疗技术人才对于诸如社会保险、培训与发展等都有一些担心。人才的流动机制不完善,将必然制约整个人力资源的有效配置。

（六）未能重视医院与员工的共同成长与发展

作为用人单位的医院和作为劳动者的员工,理应是平等的市场主体,员工应聘到医院工作,从本质上说双方的目标应该是一致的。这就要求人力资源管理者要把医院发展的目标和员工的成长目标有机地统一起来,实现双赢。但是,目前有些医院录用员工以后,未对员工进行医院的价值观和长远规划教育,或者说医院在日常工作中没有营造一个良好的医院文化氛围,使员工缺乏长期与医院共同成长与发展的思想,工作中不能很好协调和处理自身成长与医院发展的冲突与矛盾。

针对上述现代医院人力资源管理的现状,医院管理者必须树立正确的人力资源观念,转变人事管理职能,按需设岗、定岗定编,建立起科学的、公平、公正、公开的招聘、考核和薪酬制度,创造良好的人才发展环境,为员工的职业生涯规划等做好服务。

三、医院人力资源管理任务

医院人力资源管理的任务是选才、育才、用才和惜才。在医疗体制与机制改革的大背景下,我国医院的人力资源管理将不断得以完善。

（一）选才

医院人力资源管理部门首先要做到及时为医院的各项工作提供适合的人才。一方面,要严格把关,不让不合格人员进入医院;另一方面,要依据医院当前和长远的发展目标,充分考虑社会大环境的发展趋势和医院自身的实际,根据组织设计和分析结果来引进、储备人才。由于拥有优秀的不断上进的医疗卫生人才,意味着医院在工作效率与竞争力上也获得了发展先机,所以选才是人力资源管理的基础性工作。

（二）育才

医院正处在一个不断变化和医学技术、管理技术、信息技术等不断发展的时期。加速对医院人力资源的培养和开发,创造条件为员工提供培训与成长的机会,是医院人才战略的重要举措。医院人力资源管理部门必须重视员工的继续教育,为员工长远发展提供及时的教育培训(尤其是高学历人员的继续教育),以使员工更新观念,掌握新知识与新技术。面对医院各级、各类人员在技能上的相对不足与滞后情况,医院人力资源管理部门应及时掌握,并将其在群体中的相对不足明确告知本人,增加其自我提高的压力;同时,医院应积极促进继续教育的发展,使继续教育更具针对性,提高继续教育的效果。医院学科带头人的培养应立足于学科前沿,以先进科学知识为基础,以高新技术为手段,以专业一流水平为标准,以解决医院医疗卫生疑难问题为目的。

(三)用才

医院人力资源管理的宗旨是使每名职工在各自的工作岗位上各尽其能,最大限度地发挥每个人的才干,并使每个人的才能都能朝着有利于实现医院目标的方向发展。医院用人的关键是合理使用不同专业特长的医护人员,建立健全公平、公正、公开的择优用人机制,创造有利于优秀人才脱颖而出的环境条件。

医院人力资源管理部门要协助医院决策层解决人才结构合理化问题,实现医院人力资源的最合理配置。在医院人力资源配置中,要按比例配置初级、中级、高级专业人员,使不同职别的人与不同岗位相对应;着力调配年龄结构,努力构建合理的"老、中、青"人才梯队;科学配置各类人才,力求人才类别互补。

(四)惜才

医院优秀人才的工作技能和工作效率均较高,来之不易,医院在培养优秀人才中,投入大量的心力、时间和经费。如果不能留住优秀人才为医院工作,将是医院巨大的损失。一般来说,优秀人才更加关注自我价值的实现,其努力工作的同时期望得到医院的认同。随着医务人员个人工作经验的增加与工作能力的提高,医院应为他们提供更多的晋升机会和更富挑战性的工作任务。职称的高低往往被认为是衡量个人能力的尺度,也是体现个人价值的标准。作为管理者应为职工创造发展空间,让职工感到有干劲、有奔头,从而全面激发人才的活力和积极性。

留住优秀人才,智力劳动环境是重要的客观条件,它包括先进的技术设备、自由的学术氛围、方便的信息手段、科学公正的用人制度以及合理的劳动报酬等。仅以高薪留住人才是目光短浅的行为,医院人力资源管理部门应深入探索如何建立健全成熟完善的各项制度以充分发挥优秀人才的作用,挖掘其潜能,并激发其主观能动性,达到留才的目的,使医院能够持续发展。

总之,选才就是指如何招募和筛选符合医院岗位需求的优秀人才;用才就是指怎样使用人才能够调动其积极性和创造性,并取得最大绩效;育才就是让医院培养起来的人才认同医院文化,使其个人才能与岗位需求更加匹配;惜才是指稳定和吸引优秀人才,给予医务工作者自我的发展空间,提高医务工作者的工作积极性,使优秀人才成为医院长期发展的资源和重要财富。要做好这4个方面,医院在人力资源管理上,应该遵循的原则是:①坚持岗位匹配,即一个人的知识、专业、能力、经验、特长和兴趣要与其所在岗位需要相适应,使个人才能得到极大发挥并由此感到愉快。②用人所长,通过工作丰富化或优化组合等方式,适当进行岗位变动,以增加职工对工作的兴趣。③抓好职工的培训教育与个人职业生涯规划,为职工提供良好的个人发展空间。④培育良好的医院文化,倡导能人文化,充分发挥人才的作用,使有能力的人得到重用,并给予必要的激励,如具有竞争性的薪酬或奖励。

四、医院人力资源管理内容

医院人力资源管理的主要内容有:制定人力资源计划与规划、工作分析与工作设计、人力资源招聘、人才甄选、入院教育、培训与发展、员工绩效评价、员工发展计划、工作报酬、工作纪律、安全与健康。

(一)制定人力资源计划与规划

人力资源计划与规划是指医院对一定时期内的人力资源需求和供给做出预测,根据预测结果制定出医院人力资源的计划与规划等。

(二)工作分析与工作设计

工作分析包括两个方面:①对医院内各岗位所要从事的工作内容和承担的工作职责进行描述,形成工作说明书。②确定对从事该职位的人的资格要求,包括专业、年龄、职称、学历及工作经历等内容,说明承担这项工作的员工所必须具备的特定技能、知识、能力及身体和个人特征等方面的最低要求,以形成工作规范。

工作设计的主要内容包括工作内容、工作职责、工作关系、工作结果和工作反馈等几个方面。

(三)人力资源招聘

招聘是指通过多种渠道,把具有一定技巧、能力和其他特征的申请者吸引到医院空缺岗位的过程。招聘工作真正的挑战在于招聘到合适的人。

(四)人才甄选

甄选是指采用一定的方法和手段对应聘人员进行甄别,区分他们的人格特点与知识技能水平、预测他们的未来工作绩效,以确保最合适的候选人获得某一职位的过程。

(五)入院教育

新员工在进入医院之前会面临这样或那样的问题,如在新的医院环境中是否能获得认同和尊重?能否尽快获得对工作环境和职务的了解?能否获得发展与成功的机会?从医院管理者方面来讲,新进员工的价值观和理念是否和医院文化相符?这需要一个相互磨合与同化的过程,所以入院教育就显得尤为重要。

(六)培训与发展

培训是医院为员工提供及时的专业学习和实践训练,使其获得完成本职工作所需技能的过程。发展指一切通过传授知识、转变观念或提高技能来改善员工工作绩效和获得更高社会评价的活动。

(七)员工绩效评价

员工绩效评价是指用科学的、系统化的方法来测定医院员工的工作行为、态度和效果,以确定其工作成绩,是对员工的工作完成情况进行定性和定量评价的过程。它不仅要对医院员工的绩效做出科学的考核和评价,更为重要的是对医院员工起到指导、教育、监督、鼓励、约束等作用。

(八)员工发展规划

医院中的绝大多数员工会有从自己现在和未来的工作中得到成长、发展并获得满意的强烈愿望和要求。医院人力资源管理部门要着力帮助员工实现这种愿望和要求,引导医务人员制定个人发展规划,并使其能与医院的发展和需要相统一。

(九)工作报酬

工作报酬分为两种形式:外在报酬和内在报酬。外在报酬指医院提供的工资、奖金、津贴、保险和晋升机会等;内在报酬指员工在工作上的胜任感、成就感、责任感、受重视的程度和个人成长等方面的提高。此外,外在报酬还分为直接报酬和间接报酬。直接报酬是医院为员工提供现金形式的有形收益,与对医院贡献相联系,主要由工资、奖金、加班费和津贴、利润分红和股票期权等构成;间接报酬指员工得到非现金形式的有形奖励,与绩效无关,而与级别相联系,主要是各种社会福利和社会保险,一般包括健康保险、带薪假期、非工作日工资、退休金等。

(十)工作纪律

工作纪律是指医院员工必须遵守医院的工作规则和有关技术制度,违反者要受到事先约定的处罚和相关法律法规的制裁。

(十一)安全与健康

安全与健康是指在医院工作过程中,对医院工作人员人身安全和健康的保护。在医院的日常工作中,客观上存在着各种可能危害工作人员安全与健康的风险。医院要分析和研究医院在医疗过程中存在的各种不安全的因素和健康隐患,制定防范预案,采取必要措施,防止和减少安全与健康事故的发生,降低医院运行成本,提高医院的整体效率。

第二节　医院工作分析与职位设计

工作分析和职位设计是人力资源管理中最基本的工作,有效地进行工作说明与分析是现代医院创立和维持竞争优势的非常重要因素之一,工作分析的各项资料能够应用于人力资源管理以及整个医院管理的各个方面,而职位设计又是医院人力资源规划、人力资源开发、薪酬制度等工作的直接依据。

一、工作分析

工作分析是人力资源管理中最基础的工作。要对医院的人力资源进行有效管理,首先必须对医院的各项工作进行分类,把这些不同类别的工作落实到不同的职位,使医院的每一项工作都能与具体的职位对应起来,从而保证医院作为一个有机的整体能有效运行。一个医院需要多少职位,每个职位从事什么工作,工作如何进行,对任职者有什么要求,这就是工作分析所要回答的问题。

(一)工作分析的含义

工作分析又称职位分析,它是对工作的内容和有关各个因素进行系统、全面地研究,并制定出工作说明书和工作规范的过程。

工作分析是人力资源管理工作的核心,它是招聘、选拔、制定薪酬、绩效考核和培训开发的重要依据。通过工作分析,人们可以对组织中每一项工作的内容、要求、职责、流程和任职资格等进行系统的分析和描述,对每一项工作和该工作的任职者作出具体的规范和说明,并形成书面的工作说明书和工作规范,为人力资源管理奠定工作基础。

（二）工作分析的作用

作为人力资源管理的一项基础工作,工作分析的作用主要表现在以下几个方面。

1.有利于对工作进行合理设计

通过对医院工作内容、流程、特点以及任职人员的技能、素质和任职资格进行分析描述,有利于医院对组织内的各项工作进行合理的设计,为科学设计医院的组织结构奠定基础。

2.为制定人力资源规划提供依据

工作分析对医院内的各项工作进行分析,划分了职务的类别以及相关对应的职系、职级,设定了医院内每一项工作对应的岗位和所需人数,使人们对医院的人力资源需求有了清晰系统的了解,从而有利于医院制定合理的人力资源规划。

3.有利于员工的招聘和选拔

通过工作分析以及其形成的工作说明书和工作规范,对每一个职位的学历、技能、知识、经验、年龄等任职条件进行了详细的说明和规定,医院在招聘、选拔员工时就有了具体的标准和明确的目标,有利于医院人力资源的获取和保持。

4.为绩效考核提供科学的论据

工作分析对每一项工作的内容进行了清晰的界定,并制定了明确的工作质量标准,从而使绩效考核工作有了科学的依据,使医院在进行考核时,能够减少主观因素的影响,客观地对员工的工作进行考核,避免出现偏差,实现公平、公正。

5.有利于薪酬福利政策的制定

由于工作分析对每个职位的工作职责、工作内容、学历、技能、经验都作了详细的规定和具体的要求,并根据各个职位的工作性质和重要程度进行了分类和分级,这就为医院制定薪酬福利政策提供了客观依据,有利于各个职位的薪酬福利待遇的合理制定。

6.有利于培训内容的确定

工作分析明确了各个职位所需要的任职条件,人力资源部门在制定培训目标、实施培训计划时,可以依据这些工作分析提供的信息,科学安排培训内容,合理选择培训方法,使培训工作能够更加有效地进行。

（三）工作分析的过程

1.准备阶段

准备阶段是工作分析的第一个阶段,这个阶段的主要任务是:①明确工作分析的意义、目的和用途。②成立工作分析小组,一般由医院的高层管理人员、人力资源管理专业人员、本部门的人员以及外聘的专家组成。③对工作人员进行培训。④选择收集信息的方法。⑤做好宣传动员工作。

2.调查阶段

调查阶段是工作分析的第二个阶段,在这个阶段的主要任务是:①制定工作分析的工作计划。②编制工作分析所需的调查问卷、访谈提纲和观察提纲。③选择合适的调查方法。④收集数据和信息。

3.分析阶段

分析阶段的主要任务是对有关工作特征和工作人员的调查结果进行全面的深入分析,这些任务主要是:①整理、汇总、核对收集的资料。②分析和发现有关工作和工作人员的关键因素。

4.完成阶段

在前3个阶段的基础上,本阶段的主要任务是:①编写工作说明书和工作规范。②总结、完善整个工作分析工作。

(四)工作分析的方法

工作分析的方法主要是通过工作岗位调查获取各种与岗位相关的信息和资料。工作岗位调查的方法多种多样,常用的方法有观察法、访谈法、问卷调查法、关键事件法、工作日志法、工作体验法、职务分析问卷法、管理职位描述问卷法、功能性工作分析法等,前6种方法通常被称为定性分析法,后3种方法通常被称为定量分析法。

1.观察法

观察法是一种传统的工作分析方法,指工作分析人员直接到工作分析现场,针对某些特定对象的作业活动进行观察、收集、记录有关工作内容信息,并用文字或图形记录下来,然后进行分析和归纳总结的方法。

2.访谈法

访谈法又称面谈法,是一种应用最广泛的工作分析方法。它是指与担任有关工作职务的人员一起讨论工作的特点和要求,从而获得有关信息的调查方法。此种方法可以对任职者的工作态度与工作动机等深层次内容有详细了解。面谈的程序可以是标准化的,也可以是非标准化的。一般情况下,应用访谈法时以标准化的访谈格式记录,便于控制访谈的内容,以便对同一职务不同任职者的回答进行相互比较。

访谈法的类型主要有3种:①个别员工访谈法。②群体访谈法。③主管人员访谈法。

3.问卷调查法

问卷调查法是指工作分析人员运用问卷调查的方式列出一组任务或工作行为,要求员工回答他是否执行了这些任务和行为。然后,工作分析人员根据这些任务或行为出现的频率、对完成工作的重要性、执行的难易程度及与整个工作的关系,确定它们的权重。最后,求出的分数可作为评价实际工作内容和要求的基础,形成对工作的量化描述或评价。

4.关键事件法

关键事件法通过一定的表格,专门记录工作者在工作过程中那些特别有效或特别无效的行为,以此作为将来确定任职资格的一种依据。

关键事件法所得的结果可以用于编制绩效评价表,也可以用于招聘和培训工作的决策依据。该方法的不足之处是收集关键事件要花费大量的时间,而且由于这个方法过分关注工作绩效的两个极端情况(很好和很坏、有效和无效),所以忽视了对平均工作绩效的考核,且不能对工作提供完整的描述。

5.工作日志法

工作日志法是指按照时间顺序记录工作过程,然后通过归纳、整理,得到所需工作信息的一种信息提取方法。具体来说,员工在每天的工作中,按时间顺序记录其工作内容、工作结果、工作时间、工作关系,甚至工作感受等方面的信息。

工作日志法的优点是分析的结果比较可行、有效,因为岗位上的员工对自己的工作最为熟悉,体会最深。它的缺点是容易出现偏差,员工可能会夸大工作难度和责任,对失误避重就轻或强调客观原因。

6.工作体验法

工作体验法是指工作分析人员亲自体验工作,熟悉和掌握工作要求的第一手资料。工作体验法的优势是工作分析人员可以了解工作的实际内容以及对员工体力和脑力的要求,有助于进行工作描述和制定岗位工作要求。

7.职务分析问卷法

职务分析问卷法是一种结构严密的工作分析问卷。它是1972年麦考密克经过10年时间设计的一种利用清单的方式来确定工作要素的方法。该问卷包括194项,其中187项用来分析完成工作过程中员工的活动特征,另外7个项目涉及薪酬问题。

这种方法的优点在于,它可以将职位按照上述维度的得分提供一个量化的分数排序,使不同职位可以进行比较,但它存在的问题是对体力劳动性质的职业适用性较强,对管理性质、技术性质的职业适用性较差。

8.管理职位描述问卷法

管理职位描述问卷法是专门针对管理性工作而设计的工作分析问卷。该问卷由沃尔特·W.托尔诺和帕里克·R.平托编制。早期的管理职位描述问卷法从13个方面对管理者工作进行评定,共有193个项目。

管理职位描述法的优点是弥补了以前工作分析问卷对管理工作分析效果不好的弊端,但是,这一方法难于用在分析技术专业等职位。

9.功能性工作分析法

功能性工作分析法是以美国劳动部工作分析法为基础,由美国培训师与职业服务中心研究出来的。它主要是通过对人、事、信息三者之间的关系确定来进行工作描述,以员工应发挥的功能与应尽的责任为核心,列举员工要从事的工作活动,通过归纳以上信息,得出一份完整的工作分析文件。

功能性工作分析法的优点在于它可以用于改善医院内的职位设置,为员工提供就业指导;它所提供的工作信息便于职位命名和建立组织的职系和职群。它的不足之处是对每项任务都做详细的分析,撰写起来相当费时。

二、职位设计

(一)职位设计的概念

职位设计是指根据医院的目标,并兼顾个人需要,对工作内容、工作职责、工作关系等方面进行设计。职位设计通过满足员工与工作有关的需求来提高工作绩效,它所要解决的问题是组织向其成员分配工作任务和职责的方式。职位设计是否得当对激发员工的工作动机、增强员工的工作满意度以及提高生产效率都有重要影响。

（二）职位设计的意义

首先，职位设计可以使工作的内容、程序、方法、工作关系、工作环境等方面尽可能与工作者相适应，最大限度地减少无效劳动，大幅度提高劳动生产率。

其次，职位设计更多地考虑工作对人的影响，改变工作单调重复和不完整的特征，实现工作的多样化，大大减少由于工作单调、重复和不完整而导致员工具有不良的心理反应。

最后，职位设计不但改善了工作者与自然环境和机器设备之间的关系，而且改善了员工之间的关系，特别是员工与上级之间的关系。这样，员工可以增强工作中的自主权和责任感，增强主人翁意识，更好地融入组织文化中，而且，员工与上下级和同事之间也能形成良好的人际关系。

（三）职位设计的原则

在进行职位设计时，要遵循以下原则：①给员工尽可能多的自主权和控制权。②让员工对自己的绩效做到心中有数。③在一定范围内让员工自己决定工作节奏。④让员工尽量负责完整的工作。⑤让员工有不断学习的机会。

（四）职位设计的内容

职位设计主要涉及以下 6 个方面：①内容，这主要是关系工作性质的问题，包括工作种类、工作多样性、工作自主性、工作复杂性、工作难度和工作完整性。②职责，这是关于工作本身的描述，包括工作责任、工作权限、工作方法、协作和信息沟通方式。③关系，主要是指工作中任职者与其他人之间的关系，包括上下级之间的关系、同事之间的关系、个体与群体之间的关系等。④结果，主要是指工作任务完成所要达到的具体标准，包括工作产出的数量、质量和效率，以及组织根据工作结果对任职者所作出的奖惩。⑤结果的反馈，主要是指任职者从工作本身所获得的直接反馈，以及从上下级或同事那里获得的对工作结果的间接反馈。⑥任职者的反应，主要是指任职者对工作本身以及医院对工作结果奖惩的态度，包括工作满意度、出勤率和离职率等。

职位设计决定了员工在其所从事的岗位上干什么、怎么干、有无积极性、能否发挥主动性创造性，以及有没有可能形成良好的人际关系等。良好的职位设计为充分发挥员工的积极性和主动性创造条件，让员工从工作本身得到激励和满足，同时还有利于整合医院的工作系统，使工作流程、业务技术、管理方式和奖励制度等方面协调一致，促进医院的整体发展。

（五）职位设计的实施

1.个人的职位设计

（1）工作简单化：这种方法将工作细分为最基本的部门，让每个员工专门从事某一基本的工作项目，以提高员工的熟练程度。这种方法能够降低对员工的基本履历要求和减少受训时间，提高工作效率，但使工作单调、机械，易使员工产生厌烦，从而降低工作质量。

（2）工作轮换：当员工觉得一种工作过于例行化，不再具有挑战性时，可把员工轮换到同一水平或技术要求相近的另一个岗位上去工作。这样可减少员工的枯燥感，增强员工的积极性，扩大员工的技能范围，使管理人员在安排工作、适应变革、填补职位空缺时更具灵活性。由于员工在一个新的岗位上需要一段适应时间，会影响组织生产效率，不利于员工对某一工作项目的深入研究。

（3）工作扩大化：该方法把员工工作横向扩展，增加员工工作数量，丰富工作内容，使员工工作更具多样性。其目的在于增加工作的内容,而非加深工作的意义和重要性。工作扩大化可以克服工作专业性过强的问题,但不能增加工作的挑战性,否则容易使员工将之视为工作量的增加。

(4)工作丰富化:该方法通过对工作内容的纵向扩展,增强员工对工作计划、执行、评估的控制程度,增加责任和工作意义。实行工作丰富化后,在安排工作时要注意使员工所做的工作具有完整性,增加员工的自由度和独立性,增加员工的责任感,并能使员工及时提供反馈。工作丰富化可以降低员工缺勤率和流动率,减少组织在这方面的损失,能提高员工的工作满意度。

(5)以员工为中心的工作再设计:该方法将医院使命与员工对工作的满意程度联系起来。它鼓励员工参加对其工作的再设计。在工作再设计中,员工可以提出改进工作的建议,但员工必须说明这一改变为何更有利于实现整体目标。

2.工作小组的工作设计

工作小组是一组被指派去完成一项大型工作的小组,其实质是在小组层面上实施工作扩大化。小组成员可自主安排工作、解决问题、制定制度。其特点是小组成员可以轮换工作,也可固定在某一岗位上。工作小组能增加成员的工作责任感和自主权,从而提高工作效率;但管理人员会认为工作小组削弱了他们的权力。若小组人数过多,会产生不同的利益小组,从而减弱小组的有效性。

三、人力资源计划与规划

(一)人力资源计划与规划概念

人力资源计划与规划是指为了达到医院的战略目标,根据医院目前的人力资源状况,为了满足未来一段时间内医院人力资源质量和数量方面的需求,决定引进、保持、提高、流出人力资源的计划与规划。人力资源计划与规划是医院根据发展战略的要求,对于未来变化中人力资源的需求与供给状况进行预测,对现有人力资源存量进行分析,制定相应的人力资源获取、利用、保持和开发策略,确保医院人力资源在数量和质量上的需求得到满足,是医院和个人获得长远利益的一项医院管理活动。

医院人力资源计划与规划有助于获取和引进医院的人力资源,有助于实现医院内人力资源的合理配置,使员工看到个人未来的发展机会,调动员工的积极性。

(二)人力资源供求分析

人力资源预测的基本目的是预测未来的人力需求。预测任务可以分为两个过程:预测医院对各种类型员工的需要(即需求预测),预测未来的某一时期医院内部和医院外部的人员补充来源(即供给预测)。由于这两种预测取决于不同的变量和前提,对其分别加以论述。

1.人力资源需求预测

人力资源需求预测是为了实现医院战略目标而对未来所需员工的数量和质量进行预测,从而确定人员补充计划、培训开发方案等。人力资源需求预测是编制人力资源规划的前提和基础。人力资源需求预测的内容及相关工作,常因预测时间的长短而有差异。根据预测时间的长短,可以将人力资源需求预测分为3类:短期预测、中期预测和长期预测。

人力资源需求预测应以医院战略、目标、任务等为依据,在收集大量信息的基础上,综合考虑各种因素,科学地对人力资源未来需求做出预测。在人力资源需求预测时,首先要调查人力资源需求的现状。如果医院已经有完备的工作分析资料,人力资源的需求就已具备了初步的基础,此外,医院还要对自身的综合技术及前景做深入的分析。影响人力资源需求的因素有很多,具体包括:①市场对医院医疗服务的需求。②人员流动比率。③人员的素质。④对工作效率、工作质量的要求。⑤影响工作效率的管理或技术因素。

2.人力资源供给预测

人力资源供给预测是指为了满足对人力资源的需求,对未来一定时期内,从医院内部和外部所能得到的人力资源数量和质量进行预测。人力资源供给预测与人力资源需求预测,构成了制定人力资源规划的完整基础。

人力资源供给预测一般包括以下内容:①分析医院目前人力资源状况。②分析医院目前人力资源流动状况及原因,预测未来流动趋势。③分析医院人力资源调动、升迁等情况,保证工作连续性。④预测作息制度、轮班制度等工作条件的改变和出勤率的改变对人力资源供给的影响。⑤分析人力资源的供给来源和渠道。

人力资源供给预测通常可以分为医院内部人力资源供给预测和医院外部人力资源供给预测两种类型。内部人力资源供给预测的常用方法有管理人员接续计划、马尔可夫分析、档案资料分析;外部人力资源供给预测的常用方法有就业服务机构、高级管理人员代理招募机构、院校、随机求职等。

(1)内部人力资源供给预测的常用方法

1)管理人员接续计划。这是预测管理人员内部供给的最简单方法。制定这一计划的过程如下:①确定计划范围,即确定需要制定接续计划的管理职位。②确定每个管理职位上的接替人选,所有可能的接替人选都应该考虑到。③评价接替人选,主要是判断其目前的工作情况是否达到提升的要求,可以根据评价的结果将接替人选分成不同的等级,例如分成可以马上接任、尚需进一步培训、问题较多3个级别。④确定职业发展需要将个人的职业目标与组织目标相结合,就是说,要根据评价的结果对接替人选进行必要的培训,使之更快地胜任将来可能从事的工作,但这种安排应尽可能与接续人选的个人目标吻合并取得其同意。

2)马尔可夫分析。马尔可夫分析在理论上很复杂,但其应用方法却比较简单。这种方法的基本意思是:找出过去人事变动的规律,以此来推测未来的人事变动趋势。

3)档案资料分析。通过对医院人员的档案资料进行分析,也可以预测医院内人力资源的供给情况。档案中通常包括了员工的年龄、性别、工作经历、受教育经历、技能等方面的资料,更完整的档案还包括员工参加过的培训课程、本人的职业兴趣、业绩评估记录、发明创造以及发表的学术论文或获得专利情况等信息资料。这些信息对医院的人力资源管理具有重要作用。

(2)外部人力资源供给预测的常用方法

1)就业服务机构。在以下情况下,医院一般通过就业服务机构来招聘外部人力资源:①医院缺乏自己的人力资源管理部门,不能较快地进行人员招聘工作。②医院过去经验表明,它一般很难招聘到足够的人力资源。③某一特定的空缺职位必须立即有人填补。④需要吸引较多的特殊群体来工作。⑤希望从竞争者那里招募到优秀人才。

2)高级管理人员代理招募机构。高级管理人员代理招募机构,即通常所说的猎头公司。这类机构可以专门为医院寻找职位高、报酬高的高级管理人才。选择这类机构作为人力资源外部供给来源,虽然需要付出大量成本,但却能节约时间和精力,增加拥有优秀人力资源的机会。

3)院校。院校是医院招聘外部人力资源的重要来源,需要花费大量的时间和精力。因此,在校园招聘之前,必须制定详细的计划,准备好有关资料。此外,还要认真选择由谁来担当校园招聘者,以及去哪些院校招聘。

4)随机求职者。随机求职者,是随时到医院求职的人。它也是人力资源外部供给的一种来源。对于随机求职者,医院不应怠慢,而应该礼貌相待、妥善处理。否则,不仅会影响医院的形象和声誉,还可能因此而错失了宝贵的人力资源。

(三)人力资源平衡规划

人力资源供需平衡是人力资源规划的主要目的,供求预测就是为制定具体的人力资源供求平衡规划而服务的。人力资源供需预测结束后,一般会出现3种情况:人力资源供小于需;人力资源供大于需;人力资源总量平衡、结构失衡。一般来说,医院的人力资源总是处于失衡状态,供需完全平衡是一种例外情况,实际上是基本不会出现的。医院需根据供求预测不同结果,制定相应措施,调整医院人员,实现供需平衡。

1.医院人力资源供小于需

对于医院人力资源供小于需的状况,医院一方面可提高医院现有人员的劳动生产率,以减少对人力资源的需求量,如通过加班、制定有效的激励计划(培训、工作再设计、调整分配方案)等;另一方面可利用医院外部人力资源,如临时用工、外部招聘、非核心业务外包等。

2.医院人力资源供大于需

对于医院人力资源供大于需的状况,医院可通过自然减员、提前退休、减少员工工作时间、离职再培训、开展新业务等,以达到人力资源供需平衡。

3.医院人力资源总量平衡、结构失衡

对于医院人力资源结构失衡的状况,如有些部门或岗位出现员工过剩,而另一些部门或岗位则存在人员不足,医院可采取的解决措施有:①通过医院内部人员的合理流动(晋升、平调、降职等),以满足空缺岗位对人力资源的需求。②对过剩员工进行针对性培训,使其转移到人员短缺的岗位上。③进行医院内外人力资源流动,以平衡人员的供需,即从医院外部招聘合适人员补充到相应的岗位,同时将冗余人员分流出医院。

第三节　医院人力资源管理环节

现代人力资源管理的指导思想是以人为本,把人视为最重要的可增值资源,而人员的招聘、选拔与培养、使用与激励、纪律与监督是医院人力资源管理中极为重要的环节,它们都是获得竞争优势的主要手段,也日益成为各类组织适应社会、接受挑战的重要途径之一。

一、招聘

(一)招聘的概念

招聘是指在医院总体发展战略指导下,制定相应的职位空缺计划,并决定如何寻找合适的人员来填补这些职位的过程。它实质上就是让潜在的合格人员对医院的相关职位产生兴趣并前来应聘这些职位。

(二)招聘工作的创新

1.招聘途径创新

(1)完善非正式的推荐制度:一般来说,招聘常用的捷径是熟人推荐和毛遂自荐。这些方法的好处是成本低、速度快。熟人推荐还可以帮助医院找到那些在本单位表现优秀,因而不出现在人才市场上的"潜在"人才。研究发现,由于作为推荐人通常认为自己在本组织的声誉与所推荐人才的表现息息相关,因此一般不会推荐不可靠的人。

(2)通过社会人才交流中介:针对很多没有时间试用的现象,国际上近年来也出现许多"临时雇员"租赁机构。他们用收费服务的方式来解决单位"急着用人,没有时间试用"的问题。任务繁忙时租人,任务清闲时则退回租赁公司,从而大大降低了人力成本,也减少了自己去市场上招聘的麻烦。此类方式招聘的人员在医院做保洁、绿化工作比较适用。

(3)接受备选进修实习人员:我国医学院校的临床教学基地都以合同的形式将实习活动固定下来,同时医院还承担了住院医生规范化培训和进修医生规范化培训的任务,通过这些带教和培训,也可以发现医院的潜在招聘对象。

2.招聘测评创新

(1)运用标准化的心理测试:招聘工作的难度和复杂程度越来越大,对招聘工作者的要求也越来越高。对应聘者进行标准化的心理测试,可进一步了解应聘人员的基本素质和个性特征,包括人的基本智力、认识的思维方式、内在驱动力等,还可了解应聘人员的管理意识、管理技能。

(2)招聘人员的专业化培训:不少应聘者通过在市面上购买了很多"如何应聘"之类的指导书,已经做好了充分的准备。在这样高技巧的应聘者面前,参与招聘人员都应该接受关于招聘的培训,具备招聘的知识。招聘人员最好专业化。

(3)委托专业机构专业人员:如果医院招聘人员的专业水平不够或者条件不具备,可以把招聘业务外包给医院以外的专业机构或人员。

3.面试方式创新

(1)常规工作情景设计面试:以往的面试一般就是招聘人员向应聘者提问,询问其工作历史、教育和培训、职业目标、工作业绩等,因为这些问题已经成为模式,应聘者基本掌握了"最佳"回答,往往难以起到面试的效果。

与注重应聘者以往取得的成就不同,这种方法关注的是他们过去如何去实现所追求的目标。这种面试方式需要招聘人员设计出好的"情景、任务、行动和结果"来。应聘者要被问及他们是否担当过类似角色,或在过去的岗位中是否处理过类似的"情景"。一旦面试人员发现应聘者过去有类似经历,下一步就是确定他们过去担当的"任务",然后了解一旦出现问题后他们通常采取的"行动",以及行动的"结果"如何。

（2）职位角色扮演模拟测试：其具体做法是，应聘者以小组为单位，根据工作中常碰到的问题，由小组成员轮流担任不同的角色，以测试其处理实际问题的能力。其最大的优点是，应聘者的"智商"和"情商"都能集中表现出来，它能客观反映应聘者的综合能力，使医院避免在选择人才时"感情用事"。

（3）特定岗位需求心理测试：因为某类职业可能要求特定的性格，例如财务人员最好是谨慎、仔细和冷静的人；而导医人员则最好是性格外向、健谈的人。某种程度上，一个人的性格是其能否施展才能、有效完成工作的前提，一个人的性格缺陷可能使其拥有的才能大打折扣。这类考试最好通过计算机进行，应聘者一般认为计算机的判断比较客观，更倾向于对计算机袒露自己真实的一面。

（4）决策方式创新：面试与考试收集了应聘者的足够信息，如何利用这些信息、最后决定录用哪些人员，这是招聘的最终目的。我国传统上对一个人的评价莫非是"德、能、勤、绩"，面试与考试可以得到各项的分数，但如何采用就大有学问。一般是求代数和，按照分数高低排列应聘者，然后择优录取。看似公平，其实是不科学的，因为"绩"是"德、能、勤"的作用结果，而"勤"又是"德"的反映，取代数和就重复计算了。有的人"能、勤、绩"分数很高，只是"德"分数低，总分有可能是中上或高分，但这样的人"有才无德"，是应该避免录用的。现在创新的做法是建立多维坐标体系，对素质测评进行矢量分析，提高用人的准确性。

一般来说，医院的招聘人员注意应聘者"能做"什么和将要做什么，易忽视应聘者"愿意做"什么。"能做"什么是应聘者的知识和技能决定的，"愿做"的因素包括动机、兴趣和其他个性特征。有能力而没有动力的员工比缺乏能力的员工好不到哪里。这就要求招聘者依靠面试中的一些提问来判断、推断。还有一个应该在决策时引起重视的是应聘者的价值观，是看重收入待遇，社会地位，职位的安稳，还是自我价值的实现？如果应聘者的价值观在以后的工作中没有得到充分体现，他的积极性就不能充分发挥。

二、选拔与培养

（一）人力资源选拔

1.人力资源选拔的概念

选拔指管理者采取一定的方法和手段对应聘者进行甄别，区分他们的人格特点与知识技能水平，预测他们的未来工作绩效，以确保最适合的候选人获得某一职位的过程。

2.人力资源选拔的程序

从控制人力成本费用和发挥现有人员的工作积极性这两个角度考虑，医院内部的人员调整应先于医院外部的选拔工作，特别是对高级职位或重要岗位的人员选拔工作更应如此。但无论采取哪一条路线，基本上都遵循以下选拔程序。

（1）应聘材料审查：通过对应聘者各种申请材料和推荐材料的审查，可以对该应聘者有一个较为初步的了解，并有助于推测出适应未来工作的可能性。

（2）选拔测试及面试：选拔测试内容包括知识、技能和心理等方面，目的是通过测试，初步评估应聘者的工作能力。面试方式是整个选拔过程中最重要，也是最有效的一个环节，它能较真实、直观、准确地收集应聘者的信息，面试的结果对于决策者的决策有很大影响。

（3）体检：对于初步确定录用的应聘者进行身体检查，以确定其一般健康状况，是否有慢性病或岗位所不允许的生理缺陷。员工的身体素质对将来的工作影响很大，一名身体素质好的员工更能发挥出自己的能力。

（4）录用人员岗前培训：经测试、面试和体检合格者成为组织的试用员工。在试用员工上岗前，要对他们进行多种形式的岗前培训，以使他们充分了解医院和工作岗位的状况。必要时，岗前培训也包括有关知识、技能和各种能力培训的内容。

（5）试用期考察：这个阶段的主要目的是通过工作实践，考察试用员工对工作的适应性。同时，也为试用员工提供进一步了解医院及工作的机会。实际上，这个阶段是医院与员工的又一次双向选择。

（6）试用期满进行任职考核：对试用期满员工的工作绩效和工作适应性进行考察评价，经考察合格正式录用为医院员工，双方签订工作合同或其他形式的契约。

（7）上岗任用。

3.员工选拔的主要方法

（1）笔试：让应聘者在试卷上依据事先拟好的题目作出解答，然后根据其解答的正确程度评定成绩的一种测试方法。这种方法可以有效地测量应聘者的基本知识、专业知识、管理知识、相关知识，以及综合分析能力、文字表达能力等能力素质的差异。

（2）面试：面试是人员选拔中最传统也是最重要的一种方法，指通过主试与被试者双方面对面的观察、交流等双向沟通方式，了解应试者素质、能力与求职动机的一种选拔技术。按面试及应试人数，面试方式分为4种：①一个面试人对一名应聘者。②多个面试人对一名应聘者。③一个面试人对多名应聘者。④多个面试人对若干名应聘者。根据面试所提问题，面试方式可分为3种：①结构化面试，由面试人按照事先设计好的结构向每个应聘者提出问题，并记录每一个问题的答案。它又被称为结构面试，可以提高效率，但面试人员没有机会追踪非同一般的回答。②非结构化面试，由面试人在面试过程中随时提问，可根据每一个应聘者对前一个问题的反应提出新的问题，并通过技巧来引导应聘者做出反应，从而发现他们是否具备某一职务的任职条件。因此，对每个应聘者的提问可以有所不同。这种面试方式又被称为间接面试，效度较低，可能会忽视应聘者技巧及背景等主要方面。③混合型面试，这是在实际选拔过程中最经常使用的，也是最典型的一种面试方式，它是将结构化面试和非结构化面试结合起来，即应聘者回答同样的问题，他是可以根据他们的回答而作出进一步提问，在深入、细致方面与前两种有所不同。

其他人力测评方法：主要有情景模拟、公文处理、无领导小组讨论与管理游戏等。

（二）人力资源培训

1.培训的定义

员工培训是指将医院工作的各种基本技能提供给新进员工或现有员工，它包括一系列有计划的活动，这些活动的目的是改进员工的知识、技能、工作态度和社会行为，从而提高医院的绩效服务。

2.培训的基本流程

开展培训之前首先应进行培训需求分析，然后确定培训目标，目标应该尽可能地量化，以便于培训结束时对培训效果进行评估。接下来要编制详细的培训计划,培训的实施应该严格按照计划执行。最后,对培训的效果进行评估,了解整个培训的实施情况。

3.培训需求分析

培训需求分析一般来说应从组织分析、任务分析、人员分析3个方面入手:①组织分析,主要是通过对医院的目标、资源、环境等因素的分析,准确地找出医院存在的问题与问题产生的根源,以确定培训是不是解决这类问题的有效方法。②任务分析,目的在于了解与绩效问题有关的工作的详细内容、标准和达到工作所应具备的知识和技能,其结果也是将来设计和编制相关培训课程的重要资料来源。③人员分析,主要是通过分析员工个体现有状况与应有状况之间的差距,来确定谁需要接受培训以及培训的内容,它的重点是评价员工实际工作绩效以及工作能力。

4.培训的分类

岗前培训是为了使新进员工快速适应工作环境,达到工作要求而实施的培训。

在岗培训是对在岗员工实施的培训,根据培训目的不同可以分为:①转岗培训,即对已被批准转换岗位的员工进行的、旨在使其达到新岗位要求的培训。②晋升培训,即对拟晋升人员或后备人才进行的、旨在使其达到更高一级岗位要求的培训。③岗位资格培训,通过培训和考试,取得相关资格证书(一般几年内有效),以获得上岗资格。④新知识新技能培训,医院员工必须不断学习新的知识和技能,以适应现代医学技术发展的需要。

外派培训是员工暂时离开工作岗位,到院外参加培训班、研讨会、考察、进修、攻读学位等的培训方式。选择外派培训的情况主要有3种:①医院自身开展培训的能力有限,需要学习外界的先进方法和经验。②对有前途的重点培养对象,医院希望他们能够系统地学习有关理论知识。③员工出于自身发展的考虑,主动要求出国进修或攻读更高学历。选择外派培训,医院往往需要支付较高的培训费用,所以一般会要求员工培训期满后继续为医院服务,通常会以培训合同的形式对其进行约束。

5.培训的评估

在培训过程中或培训完成后,医院应该对培训效果进行评价,看是否达到培训要求和目标。

(1)培训项目的评估:主要评价培训项目的优势和不足、受训人员的感知、培训成本效益分析,从而为未来选择一个最优的培训计划。

(2)培训效果的评估:传统的培训评估主要根据柯氏(Kirkpatrick)的四层框架体系(反应、学习、行为、结果)来进行。关于反应与学习的信息是在受训者返回工作岗位前收集的,而关于行为与结果的标准和衡量受训者在工作中应用培训内容的程度是用来判断培训效果的。

三、使用与激励

(一)概述

我们说一个医院员工的积极性能不能发挥、发挥多少,在很大程度上取决于员工的动机和愿望被满足的程度,这涉及激励问题。

1.激励的概念

激励就是创造满足员工各种需要的条件,来激发、引导、保持和规范员工的行为,以有效地实现组织及其成员个人目标的系统活动过程。当我们讲到一个管理者激励了他的下属,实际上是指他满足了下属的动机和愿望,并引导他们按所要求的方法去行动。通俗地说,激励就是调动人的积极性。

我们在理解激励的含义时应把握以下几个要点:①激励的出发点是满足员工的各种需要。②激励贯穿于员工工作的全过程。③激励过程是各种激励手段综合运用的过程。④激励的实现需要借助于信息沟通。⑤激励的最终目的是达到组织目标和个人目标的统一。

2.激励的原理

激励是针对人的行为动机而进行的工作。医院领导者通过激励使下属认识到,用哪种符合要求的方式去做需要他们做的事会使自己的欲求得到满足,从而表现出符合医院需要的行为。为了进行有效的激励,收到预期的效果,领导就必须了解人的行为规律,知道员工的行为是如何产生的,产生以后会发生何种变化,这种变化的过程和条件有何特点等。

行为科学认为,需要引起动机,动机产生行为。从需要到目标,人的行为过程是一个周而复始、不断进行、不断升华的循环,即需要引发动机,动机导向行为,行为达到目标,目标反馈需要。

领导者要正确地引导人们的行为,必须做到:①分析需要的类型和特点。②研究需要是如何影响人的行为,以及影响程度是如何决定的。③探索如何正确评价人们的行为结果,并据此予以公正的报酬,以使人们保持积极、合理的行为,或改正消极、不合理的行为。

(二)激励理论

提高激励水平的一条重要途径是对激发动机的探索,许多科学家对此从不同角度进行了深入的研究。内容型激励理论着重对引发动机的因素,即激励的内容进行研究。主要包括马斯洛的需要层次理论、赫兹伯格的双因素理论、麦克莱兰的成就需要理论。过程型激励理论着重对行为目标的选择,即动机的形成过程进行研究,主要包括佛隆的期望理论、亚当斯的公平理论。调整型激励理论,也称行为改造型激励理论,着重对达到激励的目的进行研究,主要包括斯金纳的强化理论、弗洛伊德的挫折理论。

(三)激励艺术

激励艺术,就是激励执行者在实施奖励和惩罚过程中,创造性地运用激励科学的一般原理、原则和方法,为最优化、最经济、最迅速地实现激励目标所提供的各种技巧和能力。它是一般艺术形态在激励中的运用、发展和具体化,是人们千百年来激励实践的高度提炼、综合和总结,是以一定的科学知识为基础,从方法与技巧的角度对激励进行的一种挖掘和揭示。激励的艺术主要有激励的空间艺术、时间艺术和语言艺术等。

四、纪律与监督

随着医疗体制与机制改革的深化,医院需要建立一套系统完善的规章制度,使各项工作规范化、制度化、程序化,让全体人员在工作中有法可依、有章可循。加强医院人力资源的监督管理和纪律约束非常重要,它是各项工作顺利进行的基础和保证。违反医院的规章制度和工作纪律都应受到相应的制裁和处分。

(一)严格的纪律与监督是贯彻和落实各项医疗方针政策的需要

规章制度是人们在工作中应遵守的准则。医院的各项规章制度是根据政府医疗卫生方针、政策和规定并结合医院具体的情况而制定,是医疗卫生方针、政策和规定的具体化,保证医院贯彻和执行政府的相关政策和要求。医院人力资源管理部门要不断与时俱进,注意新形势、新政策、新的管理思想,删除或修改不适用新情况下的人力管理规章制度,使医院人力资源管理的相关制度更加完善。此外,医院要加强对员工行为的监督,严明纪律,使医院的有关规章制度得以落实。

(二)建立健全人力资源管理纪律是规范各项工作,提高工作效率的保障

医院规章制度是医院一切业务和行政管理工作的基础与准绳,是全体员工共同遵守的规范和准则。明确规定员工什么事可做,什么事不可做,应该怎么做及奖惩规定。这样,各部门分工明确,职责清楚,相互协作,避免不必要的推诿现象,促进了工作效率的提升,是医院工作规范化、系统化和提高工作效率的保障。工作效率的提高能减少单位成本,从而提高医院的经济效益和社会效益。

(三)加强人力资源管理纪律建设,有利于提高医院人力资源管理水平

人力资源管理纪律和规章具有行政法规性和约束力,以统一的规定和程序规范工作人员行为,统一思想,保证医院能沿着正确的轨道可持续发展,实现管理目标。人力资源管理纪律和规章将医院各项工作程序化、规范化,使资源优化组合,合理分配,保证管理工作能有效、有序运行。再者,医院的人力资源管理纪律和规章是在多年实践的基础上,在教训中不断学习积累而修改健全的,为领导者从经验管理走向科学管理提供了依据,能有效地防止经验主义,保证工作的连续性和稳定性,不会因为个别部门领导的更换而影响工作的正常进行。另外,人力资源管理纪律和规章对各职能科室、各业务部门的职责和工作规范都有详细和明确的说明,医院领导可适当下放权力,从烦琐的行政事务当中解脱出来,把更多的精力放在抓全局、抓重点,制定全院性战略计划,保证在竞争激烈的医疗市场上稳步发展。

规章的制定只是第一步,人力资源管理监督的关键在于规章制度出台后要付诸实施,在实施的过程中不断检查与完善,保证各项工作都能按规定去执行和完成,并对落实情况分析反馈,以便在今后的工作实践中完善。

第四节　医院人员考评与薪酬设计

员工工作的好坏、绩效的高低直接影响着医院的整体效率与效益。因此,掌握和提高员工的工作绩效是医院管理的一个重要目标,而员工绩效就是实现这一目标的人力资源工具。绩效管理的目的之一是为薪酬管理提供信息依据。制定科学、规范、合理的薪酬制度,激发员工的工作积极性,以保证医院获得满意的经济效益,是医院人力资源管理体系的重要内容之一。

一、绩效考评

医院人员考评是指医院以既定标准为依据,对其人员在工作岗位上的工作行为表现和工作结果方面的情况,进行分析、评价和反馈的过程。有效地评价员工的绩效,不仅可以掌握员工对

公司的贡献与不足,更在整体上为人力资源的管理提供决策依据。绩效考评并非独立的、固定不变的,它受多种因素影响,与多种因素相互作用。

人员考评是医院人力资源管理必不可少的组成部分,也是医院激励机制的重要组成部分,只有对员工的工作绩效作出公正的鉴定和评价,奖罚分明,才能充分调动员工的积极性,从而为实现医院目标努力工作。

人员考评的作用:①通过考评对员工的工作成绩予以肯定,能使员工体验到成功的满足,从而激发员工工作的积极性、主动性和创造性。②考评为医院的人力资源管理提供了一个客观而公平的人员晋升、奖惩、调配等决策依据。③有效的人员考评有助于医院帮助员工进行职业生涯规划,一方面根据人员考评的结果,制定正确的培训计划,提高员工素质;另一方面可以发现员工的长处和特点,充分发挥个人长处,促进个人发展。④在考评过程中进行持续的沟通可及时指导员工的绩效改进,也为员工提供了参与管理的机会,增进了相互了解,使员工有一种受重视的感觉,从而激励工作热情。

二、薪酬设计

(一)概念、目的与意义

1.薪酬概念与薪酬构成

薪酬的概念有广义和狭义之分。广义的薪酬主要由 3 个部分组成:①货币形式的劳动收入。②非货币形式的各种福利。③心理效用报酬。其中,货币收入和各种福利称为外在薪酬,心理效用报酬称为心理报酬。货币形式的劳动收入主要包括基础工资、绩效工资、奖金、股权、红利、各种津贴等。福利主要包括保险、补助、优惠、服务、带薪休假等。心理效用报酬主要是由工作环境、工作本身和组织状况给员工带来的心理上的收益与满足。例如,工作舒适、安全,交通便利,同事关系融洽,上司关心下属,良好的组织文化,从事自己喜欢的工作,工作有成就感,工作有成绩时能得到认同和奖励,有提高和发展的机会等,这些都是员工看重的内在报酬。

2.薪酬管理的目的和意义

从医院发展的战略高度看,薪酬是实现组织战略目标的重要工具。首先,薪酬对员工的态度和行为有着重要影响,它不仅会影响到哪类员工会被组织吸引进来和保留住,而且还会成为员工的个人利益与更广泛地组织利益一致起来的有力工具。从员工的观点看,薪酬不仅对其生活水平有很大影响,而且也是其社会地位、社会价值和成功与否的重要标志。从医院来看,薪酬又是医院的重要成本项目。因此,医院在付出薪酬成本之后,能否使员工满意,能否调动员工的积极性,能否吸引并留住医院需要的人员,能否有利于医院目标的实现,都有赖于科学的薪酬管理。

(二)人力资源薪酬结构

薪酬一般由两部分组成:①基本薪酬。②辅助薪酬。基本薪酬包括基础薪酬、工龄薪酬、职务薪酬、技能薪酬、岗位薪酬、学历薪酬等。辅助薪酬包括绩效工资、股利、红利、津贴等。薪酬结构是指一个组织中各种工作之间的报酬水平的对应关系,包括不同层次之间差异的绝对水平和不同层次之间差异的相对水平。

通常的薪酬结构是传统的职务等级结构和宽带结构。我国普遍采用的是薪点制薪酬结构,具体可分为两类:①以职位为基础的薪点制薪酬结构。②以任职者为基础的薪点制薪酬结构。不管哪一类薪酬结构都要建立在薪点表基础上。

1.以职位为基础的薪点制薪酬结构

以职位为基础的薪酬结构设计,是在职务评价的基础上,根据组织的薪酬政策进行的。这种薪酬结构包括每一个职位、职级的薪酬范围。

(1)薪点表的设计:薪点表是组织内部薪酬等级序列表。它将组织的薪酬水平从低到高划分为若干薪等,再把每个薪等划分为若干薪级。例如,某一制药企业将其薪酬结构划分为 15 个薪等 10 个薪级。相邻的薪级之间的差距为级差,下一个薪等的最高一个薪级与上一个薪等的最低一个薪级之间的差距为等差。不同薪等内部的级差往往是不相等的,薪等越高,薪点数量越大,级差也越大。一般来讲,等差可以与下一个薪等内的级差相等,也可比这个级差大。薪等越高薪点越大。

(2)确定职位等级:职位等级是根据职位评价结果将组织内的职位划分为若干等级,然后针对不同的职位等级设计其工资范围。职位等级往往随组织规模大小来确定,大型组织等级可能超过 10 个,规模较小的组织职位等级一般在 5~9 个。职务等级的划分是在职位评价的基础上进行的。在职务评价过程中,根据职位情况的不同赋予不同的点值,由于组织内职位数量众多,不可能一个职位一个等级,而要把职位评价点值相近的归为一个职务等级。每一个职位等级涵盖的职位评价点值的范围可以采用 3 种方式。一种是等差方式,例如职位评价点值在 100 以下为 1 等,101~200 定为 2 等,201~300 定为 3 等,依此类推。另一种方式是递增方式,即较低职位等级所含的点值差距较小,较高职位等级所含的点值差距较大。例如,评价点值在 50 以下定为 1 等,150 以下定为 2 等,300 以下定为 3 等,依此类推。还有一种方式是递减方式,与递增方式相反。显然,如果某一职位等级涵盖点值的范围小,那么职位等级数必然增多;相反,则职位等级量减少。如果职位等级数太多,虽能更好地反映出公平性,但是使薪酬结构过于复杂,增加了管理成本。如果职位等级过少,则一个职位等级中涵盖点值的范围过宽,点值范围上层职位的员工就会感到他们的职位价值被低估了,容易产生不公平感。因此,组织内部职位等级划分工作,要在内部公平性和管理效率之间寻找平衡。

(3)确定薪酬范围:在前两项工作的基础上,接下来就要为每一个职位等级确定薪酬范围。薪酬范围是指每个职位等级内最低薪酬与最高薪酬间的变动范围,它是同一职位等级中不同人员的工资范围。如何确定薪酬范围呢?一般采取的办法是通过市场薪酬调查得出,然后结合组织的薪酬战略(领先型、拖后型和匹配型)确定组织薪酬政策线。市场薪酬可作为组织薪酬范围的中点薪酬。根据组织薪酬政策线的回归方程可以计算出每个薪酬等级中部职位的平均薪酬率。这个平均薪酬率就作为这一工资范围的中点。然后,根据组织的具体情况确定合适的薪酬"带宽",再计算出具体职位等级的最高薪酬和最低薪酬。

$$最低薪酬 = 中点薪酬/(1+1/2×带宽)$$
$$最高薪酬 = 最低薪酬×(1+带宽)$$

算出最低和最高薪酬后,要在薪点表中找到最低和最高工资分别对应的薪等和薪级,从而画出该职位等级的"薪酬通道"。

在不同职位等级的工资通道之间还存在着重叠式的结构,即下一个职位等级的最高薪点高于上一个职位的最低薪点。重叠部分的比例称为重叠比例,重叠比例越大,代表员工的薪酬并不完全取决于职位的高低;反之,如果重叠比例越小,员工要想获得较高薪酬主要依靠职位的升迁。

2.以任职者为基础的薪点制薪酬结构

以任职者为基础薪点制薪酬体系,不是根据职位的价值大小来确定员工的报酬,而是抛开职位的因素,完全按照员工具备的与工作相关的能力高低,来确定其报酬水平。以任职者为基础的薪点制薪酬结构主要有两类:①以知识和技能为基础的薪酬结构。②以素质为基础的薪酬结构。

(三)人力资源薪酬体系的设计及管理

人力资源薪酬体系的设计是一项复杂的系统工程。其基本程序是工作分析与评价、市场薪酬调研、研究薪酬管理原则和政策、设计薪酬体系。薪酬体系的设计重点工作主要有两项,即薪酬结构和薪酬形式的设计,这里将重点介绍薪酬形式的设计。薪酬的基本形式有 3 种:①基本薪酬。②激励薪酬。③成就薪酬。

1.基本薪酬

基本薪酬是指员工只要仍然在组织就业就能定期拿到一个固定数额的劳动报酬。

基本薪酬的设计依据:①基本薪酬可以为员工提供一个稳定的收入,以满足其起码的生活需要,保证劳动力的再生产需要,这一设计思想是符合薪酬管理的补偿原则的。②在一般情况下员工有避免承担风险的倾向,稳定的收入可以比一个希望值更大,但不稳定的收入给员工带来更大的效用。也就是说,员工不希望承担收入不稳定的风险。在一定范围内,他们宁可接受一个较低但较为稳定的薪酬,而不要一个稍高但不稳定的薪酬,这样可以减少组织的薪酬总额,有利于降低劳动力成本,这是符合薪酬管理的经济性原则的。

基本薪酬包括基础薪酬、工龄薪酬、职务薪酬和岗位津贴、工作津贴等。如前所述基本薪酬有帮助员工避免收入风险和降低组织劳动成本的好处。但是,基本薪酬不能起调动员工积极性的作用。因为基本薪酬与员工工作的努力程度与劳动成果没有直接联系,员工只要按时上下班,干好干坏都一样。为此,基本薪酬与激励薪酬和成就薪酬之间要有一个恰当的比例。基本薪酬太高,不利于调动员工的积极性。但是,考虑到员工承担风险的能力和限度,也不能把基本薪酬定得太低。

2.激励薪酬

激励薪酬是薪酬中随着员工工作努力程度和劳动成果的变化而变化的部分。激励薪酬主要有 3 种形式:①投入激励薪酬。②产出激励薪酬。③长期激励薪酬。投入激励薪酬是薪酬随员工工作努力程度的变化而变化的薪酬形式,产出激励薪酬是以劳动产出和劳动成果为对象的薪酬形式,投入激励和产出激励共同特点是员工完成一项任务时,工作努力、出色,组织随后对其给予一定的奖励,是属于重视一时一事的短期激励。要使员工长期关心组织利益,必须对其进行长期激励。

3.成就薪酬

成就激励是指员工在组织工作中有成效,成绩突出,组织以提高其基本工资的形式付给员工报酬。成就薪酬与激励薪酬的相同之处在于它们都取决于员工的努力工作和对组织做出的贡献和成就,它的不同点在于激励工资是与员工的现实表现和成绩挂钩的,而成就薪酬是对员工过去很长一段时间里所取得的成就的"追认",是以基本薪酬形式增加的,只要在组织就业,就不会失去。

成就薪酬可以把基本素质不符合要求的员工筛选出去,因为成就薪酬是付给长期取得突破成就的员工的,基本素质不符合要求的员工很难获得成就薪酬,因此在求职时会作出"自我筛选"决策,不到该组织工作。此外,它能减少素质较好、有望做出突出贡献的员工的流动性,从而减少组织的人力资本的损失。这是因为,成就薪酬的增加是与员工的长期表现挂钩的。如果员工在组织工作一段时间便离开,收入就会受到损失,为了避免损失,员工在考虑跳槽时就会更加慎重。

三、医院职业保障

(一)劳动保护与社会保障

1.医院劳动保护

劳动保护是为了保护劳动者在工作过程中的安全与健康,预防职业病,防止人身事故发生,而对于工作条件与劳动环境进行改善的一系列措施与活动。为了做好劳动保护,医院应积极采取各种安全技术措施,控制或消除工作过程中极易造成员工伤害的各种不安全因素;应积极采取各种劳动卫生措施,改善医院职业的劳动卫生条件,避免化学的、物理的、生理的有毒有害物质危害员工身体健康,防止发生职业危害;应做到劳逸结合,严格控制加班加点,保证员工有适当的休息时间,保持旺盛的劳动热情;应根据工作性质与劳动特点,做好劳动防护用品的选购、贮存、保藏、发放等工作;应对特殊岗位进行上岗培训,并组织考核,发放上岗准许证。

2.职工社会保障

社会保障的主要内容有社会救助、社会保险、社会福利和社会优抚。医院应为员工提供良好的社会保障,并强化个人的自我保障意识,形成国家、单位和个人合理负担,辅以社会捐助的多渠道医院职工社会保障结构。

(二)医疗服务的职业特点与风险分解

1.医疗服务的职业特点

医疗服务专业性强,如一名合格医生须经过较长时期的专业教育,还须经过较长周期的经验积累,这就决定了医生职业门槛较高,稳定性强;医疗服务工作压力大,如医生的工作时间较长且不固定、强度大;医疗服务信息不对称,患者依赖医生,医生治疗决策的自由裁量权较大,即使在程序上征求患者意见,但就实质内容上还是医生主导;医疗服务非标准化,因为疾病具有多样性,医生对每个患者的服务标准和流程难以高度程序化和标准化;医疗服务职业风险高,由于医学科学的复杂性和治疗条件的有限性,再加上不同的个体差异和疾病复杂性,误诊和责任事故导致患者不能完全治愈或发生死亡是难免的。医疗服务职业的特点是互相影响的。正因为专业性,才有信息不对称的存在;有了信息不对称,所以要强调通过制度安排让医生在医疗过程中真正代表患者利益。在医疗服务难以标准化、医生工作强度和精神压力较大的情况下,医生存在较高的职业风险。

2.医疗风险合理分解

在医疗服务过程中,医疗差错难以避免,但是一旦发生医疗事故理应承担相应责任。同时,也应该看到医生可能承担的责任,特别是经济赔偿责任,也是一种职业风险,完全由医生个人或者医院承担不但不尽合理,有时也不可行。在举证责任倒置的情况下,医生不愿承担适当的风险为患者治疗,反而倾向选择一个有利于保护自己而不利患者的医疗措施,这与缺乏分散医生职业风险的保障体系有关。

因此,医院应该将承担医疗责任同处理纠纷事务分别开来,逐步建立起医疗事故纠纷代理制,推行医生职业风险保险制度,提高医生抵御职业风险的能力。通过诸如此类制度安排分解医生职业风险,化解医患矛盾。

(三)建立和谐的医院劳动关系

建立和谐医院劳动关系的途径主要有以下两条。

1.培训专业主管人员

医院劳动争议或工作纠纷,许多是由于不合理的报酬、不正当的处罚和解职、侵犯隐私及自尊、不公平的评价、不安全的劳动环境等造成的,这些都与医院人力资源管理部门和其他职能主管人员的思想作风、业务知识、法律意识有直接关系。因此,改善医院劳动关系的重要前提是对人力资源管理部门及其主管人员进行培训,使他们增强改善劳动关系的意识,掌握处理劳动关系的原则和技巧。

2.提高工作生活质量

不断努力提高员工工作生活质量是从根本上改善劳动关系的途径。反过来,提高员工工作生活质量,也有赖于加强与员工的沟通、加强劳动保护、开展员工援助等。改善医院劳动关系,也是医院人力资源管理的重要目标之一。

第三章 医院病历档案管理

第一节 病历档案实体管理

我国病历档案管理的发源地是北京协和医院,20 世纪 60 年代,以北京协和医院为代表的一批病历档案管理专家总结病历档案管理实践经验,形成专著对病历档案实体管理具有非常重要的指导意义。李铭在《病案管理》中指出:"病历档案的内容是临床医疗工作经验的积累,也是医疗质量的真实反映,集中了一个医疗机构各项医疗工作的成果,其作用十分广泛、十分重要。"《病案管理》根据病案室的具体工作介绍了病历档案管理的工作内容,还进一步将病历档案管理工作进行了分组,认为"病案室的工作主要包括挂号、供应、统计及病历档案管理等四组。这四项工作是紧密配合、互相关联的。"病历档案管理组的主要任务是收集、整理和保管,在整个管理过程中虽然没有出现鉴定环节,但是在整理病历档案过程以及保管过程中都需要对病历内容、价值进行鉴定,以保证进入保管的病历档案都是具有保存价值的。

一、收集

1.收集工作的开展

"每天出院患者的病案,必须在次日晨全部转到病案室,以便根据病室日报表进行核对及统计。"病案室组织阐述病案室的基本任务时,主要强调"病案管理工作必须配合各科需要,对病案中各项有关资料进行准备、搜集、整理、分析,并妥善保管,以便随时提供"。确保病历档案实体随时可用是病历档案管理的主要目的。早期病案室的首要任务是系统地保管病案,及时供应,第二个任务则是有计划地为科研积累和提供所需资料。

从以上 2 条病案室的基本任务可知,病历档案管理的任务是通过对收集归档到病案室的病历档案进行科学管理,使之处于随时可及、可供和可用状态。从《病案管理》的描述可以清楚地知道,收集当时仍然没有作为病历档案实体管理的一项基本任务而明确。

病历收集是病历档案实体管理模式的源头工作,而患者基本情况的采集则是病历收集的源头工作。对于一份待收集的病历,其起始于患者入院的途径。患者住院的途径分为门诊、急诊和转院等方式。无论是哪种方式,采集患者信息是关键。患者住院的第一步是给患者分配一个院内标识——病历档案号。分配患者病历档案号是收集病历的第一步,可以收集到包括患者身份证明资料、工作单位、社会单位和家庭等基本社会信息。通过病历档案号可以识别该患者,同时便于积累患者在院内接受诊断治疗、检验查验和其他服务过程形成的病历,这种积累使每个患者的病历档案具有连贯性和连续性。

收集患者信息是不是病案管理的内容?从哪项工作开始收集患者的基本信息?挂号工作是病案室的具体工作,而且是病案室工作的第一项内容。在对初诊挂号进行说明时阐述了病历档案与挂号之间的关系:"凡患者第一次来院就诊,称为初诊。根据患者就诊的科别按序提出小票两张,一张别在新病案上,一张交给患者作为就诊时间的依据,并收挂号费,给予收据。……病案的身份部分由患者自行按项填写,或由服务员代填,填齐后,再交回挂号处。……检阅完毕将新病案保留,待供应人员分送。"挂号人员还需要在患者就诊结束后,利用预约券为患者完成下次预约就诊的时间,并且在患者下次就诊时,为供应人员提供预约券调取病案。挂号工作是收集患者信息的源头,并且为供应环节提供检索的患者的基本信息。确保病历的完整可靠是收集工作的主要内容之一。患者是医院服务的主要对象,其在接受医师、技师和护理人员诊断治疗、检验检查和护理服务的过程中,医师、技师和护理人员会产生大量原始医疗记录,这些记录经过病历档案管理人员的整理便会形成病历档案。一份完整可靠的病历档案最终应该是能够完整地收集与患者有关的所有能够反映其在院内接受的各项诊断治疗、检验检查和其他医疗服务过程。

2.收集的方式

在收集病历档案过程中,其收集方式受病历档案形成方式影响。医疗机构中病历档案形成方式主要包括一体化病历档案、材料来源定向病历档案和问题定向病历档案三种。

(1)一体化病历档案收集方式。一体化病历档案是指当患者出院或死亡后,病区负责病历收集的护士将每一份病历的所有材料严格按照 A 期排序。一体化病历档案的优点是向使用者提供了一个能够全面反映诊断治疗、检验检查和护理等服务的历史过程。这个医疗历史发展过程按照时间顺序排列,可以全面反映该患者在院期间的医疗事件全貌。一体化病历档案的缺点是造成各类医疗记录分布在病历档案的不同位置,导致不同类型的病历材料混合排放在一起,造成归档之后查找利用费时费力,统计分析与利用服务受限等状况。如同一天产生的病程记录、术前小结、护理记录、检查申请单、报告单等会交叉混合排放在一起。针对一体化病历档案,病案管理部门在收集时,由于病案管理人员并不懂得医疗业务,故对于大型医疗机构一般不采取一体化病历档案方式形成病历档案。一体化病历档案形成方式主要以小型医疗机构为主,小型医疗机构开展的医疗业务不复杂,病程较短,病历材料类型较少,如社区卫生服务机构、基层卫生院等。

(2)材料来源定向病历档案收集方式。材料来源定向病历档案,是指首先集中患者在院诊断治疗期间形成的病程记录、检验检查申请及报告、护理记录和其他记录等各类病历材料,然后将不同来源病历材料分别集中在一起按照时间先后顺序进行排序。如将病程记录中按照首次病程记录、上级医师查房记录、交(接)班记录、转出(入)记录、病例讨论记录、出院记录(或死亡记录)等按照时间从先到后的顺序排列。

材料来源定向病历档案有效地解决一体化病历档案查找利用的困难。病历档案保存的目的是为各种类型的病历档案利用服务,在利用时能够提供有效的病历档案是病历档案管理的根本目的。在病历档案实体管理过程中,病历档案要能够充分发挥其辅助医疗、教学科研和社会利用等功能需求,关键是在查找病历档案时能够全面系统地利用病历档案内容。在一体化病历档案中很难将各类型的病历内容进行全面系统展现,而材料来源定向病历档案可以集中、系统地提供病历档案首页、入院记录、病程记录、检验检查和护理记录等提供给病历档案利用者。材料来源定向病历档案形成方式可以适用于大中型医疗机构。大中型医疗机构由于收治的患者一般病情较为严重,病程较长,少则数日,多则几月,在整个诊断治疗过程中会不断产生病程记录、检验检查申请及报告和护理记录等病历材料。如果没有按照材料来源定向病历档案形成方式的标准收集病历档案,那么病历档案会越来越厚,杂乱无章,进而使后期病历档案在利用时检索困难,影响各种类型的病历档案利用服务工作。

(3)问题定向病历档案收集方式。问题定向病历档案,是指按照疾病的诊断治疗计划,将每个患者的病历档案分为不同的问题目录,在收集病历时,按照问题目录进行收集。问题目录包括患者基本情况、患者疾病问题目录、治疗计划、病程记录、出院摘要五个部分。问题定向病历档案形成方式要求医师在诊断治疗患者时,要从疾病问题的总数和疾病问题之间的关系研究和提出患者的所有问题,并对这些问题进行分析,按照轻重缓急拟定诊疗计划和路径,分别处理该患者的各类疾病问题。

患者基本情况是指建立问题定向病历档案的患者的基本信息,其内容主要有:患者主诉、现病史、既往史、个人史、家族史、体格检查和其他记录等。

患者疾病问题口录是指患者此次在院期间发生的各类疾病需要管理或有诊断意义的检查,任何可能影响患者本人健康的生存及生活质量的情况,这些问题可能是医学的、社会的问题。患者疾病问题目录按照日期、编号、标题,将现存问题、既往问题和已经解决的问题等分别排列。治疗计划是根据患者疾病问题目录中所确定的问题,制定患者问题管理的治疗计划,包括诊断性计划、治疗性计划、营养计划、功能恢复计划和患者教育计划等。

病程记录是严格按照患者疾病问题目录进行编制,对每一个患者疾病问题分别处理。对不同编号的患者疾病问题目录,医师对患者病情诊疗过程进行连续性记录。通过医师处理每个问题的病程记录可以使每个参与医疗和质量评价的人对患者疾病问题深入了解,便于对患者的治疗及对医疗质量的评价。

出院摘要是指医师简要总结为患者解决了的特殊问题的治疗结果,并可着重介绍患者在出院时仍然没有解决的问题,或者需要进一步诊治的疾病以及健康教育计划、随访计划等。

3.点收是收集的重要环节

点收环节是病历档案管理特有的一项内容。由于病历档案本身内容复杂多样,为了确保病历档案能够收集齐全、正确,病历档案管理采取点收的方式接收病历档案,因此,点收的实质是医疗卫生领域的收集,是为了确保接收的病历档案完整、正确而开展的收集活动。为了给医务人员诊断治疗时提供参考,病历档案管理部门需要及时收集病历档案。另外,在论述病历档案特点时已经说明病历档案的记录具有鲜明的医学特色,病历档案记录内容复杂多样,因此,病历档案管理部门在接收病历档案时,需要认真核对每一份病历档案内容。病历档案内容涉及科室多、流程复杂,患者从入院到出院经历的接受的诊断治疗、检验检查和护理服务等过程复杂,造成该患者的病历档案数量多且繁杂,加上有时还会出现转出(入)科室的情况,势必造成每份病历之间可能存在差异。每经一个临床业务科室都需要通过登记簿册交代清楚以明确责任。在病历档案收集的过程中,点收是一个十分重要的环节。病历档案管理部门通过点收将病历的保管责任从医疗业务科室转移到病历档案管理部门。因此,点收是接收工作中的重要环节,是病历档案管理部门承担管理病历档案责任的起始,病历档案管理部门对待这个流程都十分慎重。病历档案收集人员如果点收错误,造成病历档案装订错误,使得病历档案材料不齐,那么病历档案收集人员责无旁贷。病历档案收集人员为了清楚点收,不产生错误,需要清楚掌握病历的具体内容。

为了确保病历档案点收工作顺利进行,周倬然指出,病案管理员如果能够具备一定程度的生理、解剖、病理和细菌等方面的基本医学知识,那么,对病历档案管理工作就会胜任愉快。除了掌握病历的运作流程之外,还要求他们在此基础之上,仔细认真核对每一份回收的病历档案所包含的具体医疗文件,才能够减少错误的产生。点收是病历在临床业务科室运行的最后阶段的工作,也是病历档案管理的起始工作。

点收作为病历档案管理部门责任的开始,在慎重的同时,兼顾工作效率。病历档案点收工作,表面上看工作轻松、无关轻重,但是稍加分析,病历档案实体管理模式下点收工作举足轻重。生成病历工作过程涉及多个部门、多种业务和多项内容,与整个病历运行关系甚大。点收在整个病历运行上可以看作是医疗业务活动的最后一个阶段,但是对于病历档案管理工作而言,则是开始。点收手续如欠妥当,则会影响到病历档案管理部门后续的各项工作。如果某住院号的病历尚未归档,或者缺失相关的检验检查报告、病理报告等,病历档案收集人员在点收时并未加以注意,且在病历收集簿册上也加盖了病历档案管理部门的点收之章或者签署了自己的名字。此时,该份病案如果有利用者,而病历档案管理部门又无法提供该份病案中的所缺部分,同时又没有办法证明该住院号的病历未归档,势必会造成病历档案管理部门的工作存在差错的假象。

为了确保病历档案实体安全,医疗机构都会在病历档案点收方面制定相应的病历档案管理制度,规范病历档案管理回收的流程,同时起到约束医师的病历移交行为。《病案管理》中指出病历档案回收与病历档案管理工作的相关性:"病案收集是病案管理工作的关键一步,只有收得齐全,整理得好,才能发挥病案的应有作用。一般医院对病案的回收时间都有明确规定,有的规定患者出院后 24 h 收回病案,也有的是 48 h 或 72 h 内,由病案室派人全部收回,病案回收不及时,不仅影响病案的整理、编目、登记工作,也影响统计资料的及时性、医院统计报表的迟报、漏报,在很大程度上是由于病案回收不及时和回收不全。"通过规范病历档案的回收流程,明确点收是病历档案收集的一项重要内容。

二、整理

病历档案整理工作可概括为系统化和编目两个过程。病历档案系统化整理工作主要包括病历材料分类、立卷和案卷排列三大类。病历档案整理是指将患者住院期间由诊断治疗、检验检查和护理服务等医疗活动过程中产生的所有材料收集之后,由病历档案管理部门的档案人员按照预先确定的组织系统及标准对收集材料进行分类、组卷、上架等,并检查病历档案内容的完整、准确,确保病历档案形成组织统一、内容系统的卷宗,并使之处于随时可用的状态。病历档案整理过程中需要遵循病历档案所特有的形成规律,最大限度地保持病历档案材料之间的有机联系,便于保管和发挥作用。

1.病历档案整理的意义

(1)提示病历各种记录之间的有机联系,并为发挥病历档案作用创造有利条件

管理病历档案的一个重要原因是能够及时地、系统地提供病历档案为医疗、临床研究、教学科研、医院管理、付款凭证、医疗纠纷和法律依据等提供各种途径的利用服务。早期的病历档案管理基本上都是围绕此目的开展的整理工作。为了达到这一目的,病历档案必须在收集之后经过科学整理。没有经过整理和系统化的病历档案,就不能充分体现病历档案的医疗业务活动的历史记录的特点,也不能完整地反映诊断治疗、检验检查和护理服务等各项医疗活动的历史联系和本来面貌。病历档案整理工作的一项基本任务便是将病历档案组成一个体系,通过编目使其固定下来,为利用病历档案提供方便条件。由于病历档案是唯一的,只可能按照一种预先确定的组织系统及标准进行组卷,因此病历档案的组卷不可根据不同的利用病历档案的要求而分别组成不同类型的案卷。

(2)病历档案的整理是病历档案管理所有业务活动的关键环节

病历档案的整理,即将收集到病历档案管理部门的病案组卷成有机整体,不仅为病历档案利用提供了保障,而且也为整个病历档案管理工作奠定了基础。病历档案的收集工作是起点,将病历档案提供给不同类型的利用则是病历档案工作的目的,而病历档案的整理工作则是起点与目的的纽带。病历档案整理工作承上启下将病历档案收集工作质量进行评定,是对病历档案收集工作的一种再检查。病历档案整理过程与病历档案价值鉴定一般同步进行。鉴定病历档案的价值必须对病历档案进行全面考察与系统分析,只有经过系统整理的病历档案才能为病历档案价值鉴定提供科学依据。经过整理以后的病历档案案卷,是病历档案保管、统计、检查、评级等具体工作对象和基本单位,也是病历档案检索工作、著录标引和提供利用的主要依据。因此,病历档案整理工作可以有效地发挥病历档案功能,实现病历档案工作的目标,奠定病历档案工作的基础。

2.整理体现医疗过程

病历档案整理的任务包括:一是病历档案管理部门每日派收集人员到各病区收集前一天出院的病历。二是按照病历档案整理要求及病历档案管理规范要求对病历内容进行排序组卷,并做好编码装订。三是病历档案管理部门督促有关医师及时完成病历记录。四是负责对病历的书写质量进行检查,及时向主管领导和有关临床业务科室反馈病历档案质量情况,保证病历档案完整。

早期的病历档案整理工作相对较为简单,主要工作内容体现在系统化病历材料工作方面。住院患者出院时,由病房护士将病案汇总,送交住院会计处暂时保管(一般于此期间不外借,如有特殊需要,可待病案室完成整理、装订、统计等各项手续后,按借阅手续办理)。次日早晨由病案室将全部出院病案取回,进行当日出入院统计后,按一定顺序整理。以上便是病历档案整理的全部内容,以系统化病历档案为主要工作目的。

第二节　病历档案全程管理

病历档案实体管理模式,注重的是终末实体管理,管理手段以手工操作为主,加之早期较多的病历档案管理员没有接受过专业教育,缺少病历档案管理专业知识,医学基础理论水平低,在职继续教育困难,专业技能有限,无法实现病历档案内涵的有效质控。病历档案实体管理模式,虽然一定程度上能够保证病历档案的实体安全,促进我国病历档案管理的发展,但是对于病历运行过程中产生的各类病历书写的内涵质量问题并没有有效控制。病历档案管理工作无法满足医学科学发展的要求,面对病历档案实体管理模式的困境,需要对病历档案实体管理模式进行进一步创新。

一、两个文件标志进入病历档案全程管理阶段

1982年1月12日国家卫生部(现卫健委)颁发《全国医院工作条例》,对病历档案内容进行了说明。从病历档案全程管理的角度出发,对医务人员写好病历提出了要求,并且首次从病历档案管理的角度要求医务人员提升病历档案质量。要求医务人员书写病历时要认真负责,确保病历档案能够在一定的时限内及时完成。《全国医院工作条例》将病历形成和积累工作纳入医院管理工作之中,规范病历形成与积累过程。在此文件精神基础之上,全国各类型医疗机构开始加强病历档案管理工作,建立病历档案管理机构,充实病历档案管理人员,健全病历档案管理制度。随着医疗机构对于病历档案管理工作的重视,病历档案管理人员培养也成为社会关注的热点。

在《全国医院工作条例》的基础之上,1982年9月在南京召开全国病案统计学术会议。会议上通过《全国省地市综合性医院病案管理工作基本要求》(以下简称《基本要求》)。《基本要求》要求医院要完整管理门诊和住院病员的病案,各级医院都应重视病历档案管理工作,建立病案室,负责集中管理全院病案。《基本要求》还对病案管理机构的组织、病案委员会(或领导小组)、病案委员会的任务、病案管理的基本要求和病案室的基本任务等内容进行了强调。

在对病案委员会(或领导小组)进行说明时,指出为提高病历档案书写质量,病历档案管理部门需要密切配合临床、教学和研究工作;在对病案委员会的任务进行说明时,已经明显可以看到具有全程管理的内容。例如,《基本要求》还明确将"督促、指导和检查"等全程管理的理念纳入病历档案管理之中,规定:"病历档案管理委员会要对病案管理工作的督促和指导;组织各种形式的病案质量检查。"另外,《基本要求》还指出,病案委员会具有督促、指导、检查和协作等病历档案管理工作的职能,通过病案委员会的督促、指导、检查和协作等环节,将病历档案作为医务人员与病历档案管理员的纽带、桥梁,通过病历档案管理部门持续不断地将病历档案管理要求传送给临床医务人员,促进提升病历档案内涵质量和管理质量。

随后,各级医疗机构在重视病历档案管理结果的同时,开始从将工作重点从终末质量控制向运行病历质量控制演变。病历档案全程管理的视角关注病历档案的产生过程,即将病历档案

的关注点从"收集"这一时间节点,向患者在院期间的诊断治疗、检验检查和护理服务等"医疗过程"前移。这种变化可以在当时的病历档案教材中也有体现。"临床医生在病案形成中处于主导地位,病案中的大部分内容都是由临床医生书写的,整个病案的组织完全靠临床医生……病案信息内容的精练与庞杂、信息量的大小等都与临床医生有直接关系……病案形成关键是抓医生。"从病历档案管理涉及的主体这一变化,要求病历档案管理部门对临床医生、医技人员和护理人员等医务人员的病历书写行为进行指导、监督、检查和协作。病历档案管理部门对病历的书写一般要求包括:一是对病历档案书写的工具做了明确要求,要求书写病历档案必须使用钢笔;二是要求书写必须使用中文;三是各项内容要填写完整;四是疾病名称、手术分类名称和专科术语,计量单位等都要符合相关规范;五是对病历档案完成时间和质量都作出了明确的要求。病历形成过程中,书写必须字迹清晰,版面整洁,标题精要,不得涂改,而且需要及时准确,完整合规等。

二、病历档案全程管理阶段的主要内容

写好病历档案,主要是指病历档案管理部门不仅要关注终末病历档案的收集、整理、保管和供应等实体环节,还需要依据全程管理理论,将病历档案产生的源头纳入病历档案管理范畴,即主要是对病历形成过程与积累过程进行监督管理。写好病历档案是全程管理理论在病历档案管理中运用的结果。病历档案管理部门通过规划、监督、指导和协助等具体手段,全程管理病历档案,提高病历档案质量的过程。

（一）规划

规者,法度也。规划,一般是指比较全面长远的发展计划,通过对组织系统、整体的分析,设计未来3～5年的运营方案。病历档案作为专门档案的一个重要类别,病历档案管理工作自然也会受到档案法规、制度和办法等调整、约束。

1982年,全国档案工作恢复、整顿任务基本完成之后,1982年12月份召开全国档案工作会议,会议讨论制定了《一九八三年至一九九〇年档案事业发展规划》。这个规划重点指出大力建设各类档案馆,抓紧档案理论与技术研究,积极开展档案利用工作,充分发挥档案的价值,结合各自实际情况,研究制定了本地区、本专业的档案事业发展规划,明确奋斗目标。

在此背景下,病历档案管理事业抓住发展机遇,各方面工作也取得了一定的进展。病历档案管理事业在不断取得进展的过程中,积极向其他领域,尤其是将全程管理理论从档案管理领域借鉴、渗透至病历档案管理工作之中,且首先在中医病历档案管理工作得到体现。《中医病案书写格式和要求》作为中医学的病历档案管理规范,对我国的中医病案表格进行统一要求,规范了病历档案的形式与内涵。该要求于1982年由中华全国中医学会内科学会拟定,并于1983年由卫生部（现卫健委）以文件的形式发往全国试行。

1991年国家中医药管理局组织专家审定《中医病案书写规范》,首次将诊断治疗、检验检查和护理服务等过程中使用的病历表格纳入病历档案的管理范畴。

2001年卫生部制定《住院病案首页》,首次从全国层面对全国范围内的病历表格进行统一规范,客观上为提高了病历管理水平准备了条件,为病历档案信息化管理奠定了标准的数据格式;也为医疗机构加强医疗质量管理与控制工作,完善病案管理,为付费方式改革提供技术基

础;同时《住院病案首页》为病历档案管理全程管理提供了法律依据。

病历档案管理部门对本医疗机构的病历档案管理工作进行规划管理,是我国的社会制度、医疗卫生事业与科技档案事业发展的产物;是病历档案管理员、医疗机构管理者、医务人员自觉从事病历档案管理工作的重要表现,也是科技档案统一管理的体现,是病历档案管理工作遵循"统一领导,分级管理"的档案管理基本原则所决定的,是我国病历档案工作的一大特色。

规划是病历档案全程管理的一项重要内容,具体包括:建立健全病历档案管理的组织架构与管理规章制度,对病历档案管理工作发展进行科学预测,制定病历档案管理工作的发展战略,编制和调整各种病历档案管理工作计划的过程。通过病历档案管理部门对本医疗机构的病历档案管理工作的统筹规划,具体体现为三个方面。

第一,宏观上有利于全国贯彻党和国家关于病历档案管理工作的各项路线、方针和政策,使我国病历档案事业沿着社会主义的方向发展;有利于把党和国家提出的关于建设和发展档案事业的蓝图具体化,调动医疗机构中病历档案管理、医务人员和管理人员的积极性,保证党和国家关于病历档案工作的方针、政策和各时期中心任务的贯彻落实。

第二,宏观上还有利于各级政府对病历档案工作的计划领导和宏观控制。各级科技档案行政管理部门、卫生行政管理部门可以通过计划了解国家或本地区病历档案事业发展的规模、速度、数量、质量,据此更好地对科技档案行政管理部门和卫生行政管理部门贯彻执行国家关于病历档案管理工作相关的法律、法规,以及国家方针、政策、任务的情况进行督促和检查,及时发现问题,依据病历档案事业的发展规律,合理配置资源,充分发挥病历档案的备考功能,最大限度地满足医疗、教学、科研和社会的需求。

第三,中观上有利于各级接受科技档案管理部门的监督指导。病历档案作为科技档案的一个重要门类,其中观上必须接受科技档案行政管理部门业务监督和指导。

第四,微观上有利于病历档案管理工作的全程管理。病历档案管理部门通过制订病历档案工作计划、组织病历档案工作任务分派、实施,特别是将病历档案管理纳入医疗机构的战略目标与战术目标进行考核管理,使软任务变成了硬指标,病历档案管理员、医务人员和管理人员明确自己的责任,积极参与、配合病历档案全程管理工作。

病历档案管理规划是医疗机构病历档案管理人员、医务人员和管理人员都应该履行的一项工作职能。病历档案管理规划作为医疗机构的规划的一个重要组成部分,一旦确定之后具有一定的稳定性和连续性,医疗机构的医务人员、管理者及病历档案管理人员需要围绕此目标制订各自的计划。病历档案管理统筹规划需要具有一定的连贯性和连续性,是一个周期接着一个周期的循环反复的过程,统筹规划工作需要立足于本期目标,同时为下期目标进行必要的准备,这也是医疗质量持续改进的体现。如医疗机构为控制病历档案书写质量,需要规划建立常态的四级质量监控系统。通过建立医疗机构四级病历档案质量监控系统,将病历的形成主体、管理主体都纳入病历档案管理工作中。第一级监控,包括科主任、主治医师、护士长组成的科室病历档案质量监控组;第二级监控,包括医务部门、门诊部门监控组;第三级监控,病历档案科室质量监控医师及病历档案科质控技师的终末质量监控组;第四级监控,医疗机构病历档案管理委员会,由各临床专业专家组成。通过医疗机构制定的病历档案质量控制规划,将医疗机构全体医务人员和相关管理人员都纳入病历档案管理范畴,可以有效地提升病历档案管理工作水平,提高病历档案内涵质量。

病历档案全程管理,通过制定规划可以使一个医疗机构以及病历档案管理部门的相关人员明确病历档案管理工作目标。明确病历档案管理工作目标的一项重要功能就是使医疗机构可以将有限的资源合理地配置到病历档案管理工作服务中。如在医院等级评审标准中对病历档案管理的组织、人员、管理内容、流程等方面的标准很多。要求病历档案的各项信息必须真实、完整、准确并及时分析、反馈与利用。护理管理部分,提出建立整体护理病历,并不断完善。医疗管理部分,依据病历档案是医疗质量的真实体现这一原则,建立健全医疗质量管理内部约束机制。加强四级病历档案质量控制,对临床医务人员进行病历档案质量教育,定期对医疗护理、医技、药品病历档案质量管理进行监督、检查、评价,并提出改进意见。如果医疗机构需要参与等级评审,就必须提前做好病历档案管理的规划工作,保证病历档案管理工作能够进行全程管理,介入病历的运行阶段,进行对病历形成过程进行监督、检查、评价。

病历档案管理部门结合医疗机构的等级评审制定病历档案发展规划,将能够有效地将病历档案管理目标体现在医疗机构的各个科室、员工的目标之中。病历档案管理委员会领导下,病历档案管理部门主要行使日常指导、监督、检查和协助等职能。通过制定病历档案全程管理规划,可以有效地将三级医师查房、各种病例讨论制度等18项医疗质量管理核心制度融入病历档案管理工作之中,可以有效地建立健全病历质量检查考核制度,加强院、科、主治医师三级的检查考核提升病历档案质量。

(二)指导

指导是指病历档案管理部门对本医疗机构病历档案管理相关工作进行的指点、引导和指示等。档案学的文献中将指导也称为工作业务指导。病历档案全程管理模式下,指导是病历档案管理部门的重要职能之一,是病历档案全程管理的重要手段和表现形式。

(三)协助

病历档案协助管理是病案档案全程管理的一种重要形式,与病历档案指导管理、监督管理不同之处在于,病历档案协助管理是借助临床业务科室本身和临床业务科室的行政主管部门——医务部两者的力量,协助病历档案管理部门对临床业务科室的病历档案工作进行督促、管理的行为,而病历档案指导与监督主要是通过病历档案管理部门自身的力量对临床业务部门的病历档案管理工作进行督促与管理。

1.协助的内容

对病历档案全程管理进行协助包含两个方面的内容,一个方面,主要是指为了实现病历档案全程管理的目的,没有隶属关系的病历档案管理部门与临床业务部门之间所发生的横向关系,相互之间没有管辖权的病历档案管理部门与临床业务部门之间无管辖权,但是可以通过医疗机构医务部予以协助,医务部作为临床业务部门的上级主管部门要求其按照病历档案管理的相关法律、法规对病历的形成、收集、整理和归档等事务进行规范,以保证病历档案的质量。另一方面,主要是指为了实现病历档案管理全程管理的目的,负责病历形成、收集、整理和归档的临床业务部门由于其应负担责任与处理事务,无法独立完成病历形成、收集、整理和归档事务,需要病历档案管理部门给予协助方能完成的一种方式。由此可知,病历档案协助管理包括两种形式:即主动协助与被动协助。

从主体角度分析,病历档案全程管理协助主要包括的主体有请求部门和协助部门。例如,当病历档案管理部门要求医务部给予协助,要求临床业务部门按照病历质量要求完成病历的形成、收集、整理和归档。这一过程中,病历档案管理部门是请求部门,医务部作为协作部门。而如果是临床业务部门对于病历的形成、收集、整理和归档等有指导需求,向病历档案管理部门提出申请,希望得到病历档案管理部门的帮助,那么,临床业务部门则是请求部门,而病历档案管理部门则是协助部门。

从行为角度分析,病历档案协助管理的过程应包括请求部门的主体行为和被请求部门的协助行为,此时的协助行为也称辅助行为。从关系角度分析,病历档案协助管理主要包含两种形式,即横向或者斜向主体关系。

2.协助的特点

(1)职务协助性。病历档案协助管理行为发生在医疗机构内部的组织之间,是医疗机构提升病历档案管理质量的一种必不可少的职务行为。在一个医疗机构内部所发生病历形成、收集、整理和归档过程中遇到困难时,由于通过相关辅助主体的职务特性可以克服病历管理工作过程中的困难,此时表现出来的辅助是一种职务协助。在病历档案全程管理过程中,如果是由于通过病历档案管理员与医务人员的私人感情,而解决病历形成、收集、整理和归档过程中的具体困难行为,不属于本研究所讨论的协助行为。

(2)目的同一性。病历档案协助管理过程中,无论是病历档案管理部门通过医务部要求临床业务部门配合病历档案全程管理,还是病历档案管理部门直接受临床业务部门之邀协助其实行病历全程管理,这些主体的行为目的都是一致的,是为提升病历档案最终的内涵质量,即属于共同致力于同一目的。

(3)辅助管理性。病历档案协助管理过程中,当请求部门,如病历档案管理部门向医务部提出请求或临床业务部门向病历档案管理部门提出请求之后,被请求的部门通过具体的行政行为或事实行为的实施,向请求部门提供辅助、补充,促进病历的形成、收集、整理和归档等工作得以顺利开展,提高病历档案的内涵质量。

(4)动态过程性。病历档案协助管理一定是发生在两个部门或是两个部门以上的主体之间,协助一定是由一个主体提出请求,然后被请求部门经过计划、执行、审查、实施等PDCA循环辅助之后,达到请求部门的目的,显然这是一个系列动态行为的过程性行为组合。这一种过程性的辅助、协作行为,通常也是一种应激行为。

(5)应激被动性。病历档案协助管理是一种应激行为,这种应激性的具体表现便是被动性,即病历档案协助管理触发点是请求部门发出协助请求的状态下开展的。医疗机构内部的组织架构是相对稳定的,各司其职,部门与部门之间任务与权限都通过管理条例明确规定,并且为了防止部门与部门之间恣意干涉,每个部门只能在其职能、权限范围内完成相应的工作任务。病历档案协助管理,也不同于医疗机构内部部门与部门之间的联合行为。

3.协助的必要性

医疗机构的组织架构是科层制的形式,其特征是等级制与部门化。如二级以上综合医院会在医疗副院长领导下设医务部,医务部下设临床业务科室。科层制的等级制与部门制,将一个医疗机构的所有医疗事务分配到不同的临床业务科室,各临床业务科室各自独立,业务不交叉,按照各自的职责范围内开展医疗卫生服务活动。然而在一个医疗机构中,各临床业务科室由医务部统一指挥、监督,并以此整体向医疗副院长负责。科层制可能在职能分类上存在不科学、设置不合理之处,分工一旦确定之后,难以根据现实的患者病情状况进行调整。因此,在科层制的组织架构中,医疗机构职责、权限既要分立、独立,也要通过协助的方式化解科层制与行政一体化之间的矛盾,促进医疗机构内部各个部门之间的支持与配合,发挥医疗机构的整体性、统一性机能。

高效运行是病历档案全程管理的一个基本要求,通过病历档案协助管理可以使病历档案全程管理得以实现。病历档案协助管理有利于病历档案管理,提升病历产生、收集、整理和归档质量。病历档案全程管理协助是一个重要的途径,是解决医疗资源配置不足的病历档案管理模式下,病历档案管理专业化与临床业务科室需求日益复杂化之间矛盾,整合医疗资源为医院管理提升病历档案管理质量的一种有效手段。病历档案协助管理有助于医疗机构权益保护。

随着医疗卫生事业的发展,医疗资源的配置不足,使医疗机构部门与部门之间的协助越来越频繁,范围也在不断扩大。病历档案信息需求呈现出需求业务多样、复杂的态势。这种趋势表现在病历档案管理工作方面,则是病历档案管理部门与临床业务科室和医务部之间的协助活动变得更加频繁。如果因为病历档案部门在协助过程中由于某科室而影响到病历全程管理的成效,则势必会对医疗机构的总体效益造成不利的后果。通过病历档案协助管理,无论是请求部门还是被请求部门通过相互支持,并使这种协助能够常态化、制度化和规范化,一定程度上将会使医疗业务部门与病历档案管理部门在提升病历档案内涵质量的过程中形成一个有机整体,避免相互扯皮、推诿的现象,最大限度地保护医疗机构的权益。

建立病历档案协助管理是医疗机构在有限的医疗资源配置环境下一项重要的举措,病历档案管理部门在开展此项工作时会遵循一定的原则,例如,合理、效能等原则,并用这些原则指导病历档案全程管理。

三、病历档案全程管理模式的分析

（一）病历档案全程管理模式的特点

《全国医院工作条例》《全国省地市综合性医院病案管理工作基本要求》将"写好病历档案"纳入病历档案管理的范畴中,标志着病案档案管理正式进入全程管理模式阶段。有学者提出可以通过制定与病历相关的法律,从国家法律的层面调节病历档案管理过程中出现的各类矛盾,规范病历档案管理行为,使医务人员在医疗机构形成学习法律法规的氛围,并形成依法约束医疗行为的自觉性,进而可以实现病历档案的完整性、系统性和真实性。由此可以发现,当时学者已经开始从病历档案全程管理的角度思考,利用法律手段调整病历档案管理,而且将病历档案管理的主体范围开始指引向病历档案管理的形成主体——医务人员。这从理论上为病历档案全程管理奠定了基础。

1.病历档案全程管理提升病历档案内涵

病历书写的内涵质量,反映着临床医师的业务水平、素质及责任心。医务人员在书写病历时具有负责和实事求是的态度是完全必要的。医疗卫生行政管理部门也对病历档案内涵十分重视。针对病历档案书写质量,医政管理、医疗服务管理等行政管理部门发布了一系列法律、法规、核心制度、规范、标准等,从病历档案产生的源头加以控制。可以看出,为了提升病历档案质量,无论是微观层面的病历档案管理实践者,还是宏观层面的国家层面卫生行政管理部门,都在利用全程管理理论作为管理病历档案的行动纲领,对病历档案从产生源头便开始进行全程管理。

2.病历档案全程管理成为替代病历档案实体管理的一种工作模式

针对病历档案全程管理,有学者论述了病历档案实体管理模式中的不足并提出,需要将病历档案管理超前至制定病历档案表格、书写质量等规范和确定病历档案载体材料等;针对各类的医疗业务制定相应的病历表格标准,如病程记录、手术记录、医嘱单、护理单、出院记录等,根据通用性与特殊性原则,选择特定的制作材料和格式。最后他们得出结论,为了保证病历档案内涵质量,需要利用前端控制的理论,病历档案管理部门的管理流程要前移至设计病历表格之始,管理各类病历档案使用的表单要由病历档案管理部门主导,临床各业务科室参与。虽然从全程管理理论的角度,对病历档案实施全程管理进行了初步探讨,但是并没有对病历档案全程管理进行系统论述。病历档案管理部门作为一个医疗机构的职能管理部门,在对病历档案实体进行管理的基础之上,发现归档到病历档案管理部门的病历档案的许多质量问题一方面是医务人员没有按照医疗业务规范书写病历;另一方面是因为医务人员在执业生涯中对于病历书写的基本要求理解不透,掌握不全。而对于以上两个方面存在的问题,如果病历档案管理员能够在诊断治疗、检验检查和护理服务等过程中,即在病历产生、运行全过程中加以适当的控制,便可以提高终末病历档案的实体质量和内涵质量。基于医疗质量管理与病历档案管理的实践需要,全程管理理论在医疗卫生领域不断深入应用,使得病历档案全程管理成为替代病历档案实体管理的一种工作模式。

3.病历档案全程管理模式由被动管理开始向主动控制转化

病历档案全程管理模式形成一种基于全程管理理论的管理方式,即主张病历档案管理应包括介入至病历运行阶段和病历档案管理阶段,需要关注患者在院期间的诊断治疗、检验检查和护理服务等病历产生,以及病历归档之后的全部业务流程。病历档案管理部门要在实体管理模式的基础之上,于病历档案归档之前的整个诊断治疗、检验检查和护理服务过程中,通过规划、指导、监督和协助等提升病历内涵质量,确保病历档案质量有效提升。

(二)病历档案全程管理模式的不足

病历档案全程管理模式下,虽然通过关注病历产生与运行阶段,一定程度上解决了病历档案实体管理模式下的病历档案内涵质量控制不足的困境,但是随着医疗业务量的增长,病历档案管理部门如果仍然按照人工对病历档案进行全程管理显然力不从心。另外,病历档案管理部门针对日益增长的病历档案信息需求,需要找寻有效的举措来满足这种需求。信息技术不断向医疗卫生领域渗透,病历档案全程管理模式下,已经开始尝试基于计算机代替病历档案手工管理病历档案,但是这种以模拟手工作业流程为主要形式的管理手段是低级的、分散的。随着医疗机构信息化进程不断推进,利用计算机管理病历档案成为一种可能。但是病历档案全程管理模式下,利用计算机设计的病历档案管理系统并没有再造病历档案管理流程,而是主要是以计算机代替部分病历档案管理过程中的某些环节,而且病历档案管理系统与医疗机构的其他计算机系统无法实现互联互通,病历档案信息无法互联互通、实时共享。这种病历档案管理的结果是产生大量的信息孤岛,一个医疗机构内业务系统之间的病历信息无法互联互通。

第三节　病历档案数据管理

病历档案信息化管理的结果是产生了大量的病历档案数据,使病历档案管理从信息向数据过渡。随着病历档案数据量的涌现,病历档案管理外部环境也发生显著变化,云计算、大数据管理、移动通信技术、人工智能等现代信息技术不断向医疗卫生领域渗透。学界对大数据并没有一个明确的概念,规模性、多样性和高速性是大数据的一个主要特征。基于此,不难发现病历档案数据是符合大数据的特征的。在大数据管理理论的基础上,病历档案管理未来也将会依据大数据管理的理念和全程管理理论,利用相关方法生产病历档案数据和挖掘病历档案数据等方式实现病历档案数据在健康管理中的价值。

一、数据生产

病历档案数据管理并不是一蹴而就的。以电子病历系统为主病历档案的信息管理模式实际上已经是初步进入了数据运营式系统阶段,在此阶段病历档案的数据量已经经历了第一次管理大飞跃,数据经历了被动、主动和自动三个阶段。综观病历档案管理,其管理对象由被动地接受病历档案实体,到主动地全程管理并提供病历档案信息,现正向自动地收集、整理和分析转变。以电子病历系统为主要内容的病历档案信息管理,数据库技术是一个重要的工具,在大数据背景下,病历档案的数据来源、处理方式和思维理念等将产生革命性的变化。

病历档案数据类型较为丰富,利用数据库对其进行加工处理时,需要根据不同的数据项确定不同的数据类型,病历档案数据可包括文本型数据、图像型数据、数值型数据等。从已有的研究成果中,可以借鉴主要来自图书、网络及企业信息资源的知识组织研究。

（一）主题标识

通过词频法,将病程记录、手术记录、检验检查报告或者医嘱内容等进行自动标引,即给出病历档案信息内容所涉及的主题词或关键词。在数字图书馆研究中,构建交叉学科集成数据集,经过关联处理,挖掘了潜在主题及其构成,揭示学科研究主题。在病历档案知识发现时,对病历档案数据库中相同主题或关键词的病历档案进行数据集预处理、主题模型训练和主题标签标注等关联处理,可以发现不同病历档案之间的关系,从而发现病历档案数据之间的关联性。

（二）分类与聚类

结构化、半结构化文本数据的分类与聚类研究成果较多,病历档案文本的分类与聚类可以借鉴现有的研究成果。病历档案文本分类、聚类针对的是具体的病程记录、手术记录、检验检查报告或者医嘱内容,而不是单个的一份电子病历。这里需要说明的是由于一个患者,尤其是复杂病情的患者可能会涉及多个疾病主题或关键词,因此,这样的患者的病程记录可能会被分到两个或两个以上的分类之中。通过病历档案文本数据分类与聚类可将一类病历档案聚集在一起,可以更好地挖掘病历档案数据之间的关系。

（三）摘要

数据管理的摘要技术已经有较多学者进行研究,利用计算机可以将病历档案数据库中的一份电子病历档案的内容生成一篇浓缩的摘要。病历档案摘要主要通过抽取病历档案的出院记录中的入院诊断、入院日期、手术名称、手术日期、出院诊断、入院时情况、诊疗经过、出院时情况和出院医嘱等内容。可以自动摘录,通过词频或词组频率统计选取句子,高频关键词出现多的句子选为摘要候选句。也可以基于理解的自动摘要,借助自然语言理解的研究成果,采用语法分析、语义分析、语用分析等方法。病历档案摘要作为病历档案知识发现的一种技术,可以实现将病历档案中的主要内容用简洁的文字表现展示出来,对于海量的病历档案可以做到快速筛选,节省阅读时间的作用。

（四）构建本体知识库

20世纪90年代知识管理过程中,为解决信息、知识的提取、表示和组织等方面出现的问题,知识管理领域引入本体概念,随之本体构建方法研究得以展开。根据时间顺序,出现的本体构建方法包括:IDEF5法(1994)、骨架法(1995)、TOVE法(1995)、METHONTOLOGY法(1996)、KACTUS工程法(1996)、SENSUS法(1997)、七步法(2000)、循环获取法(2000)和五步循环法(2000)等主要的方法。

企业领域构建知识本体主要使用IDEF5法、骨架法和TOVE法。IDEF5法是用图表语言和细化说明来获取企业领域的本体,通过图表语言和细节说明语言,描述和获取企业知识本体的概念、属性和概念间的关系,并将之形式化,作为知识本体的主要框架。骨架法通过明确的流程和导向构建本体。TOVE法通过逻辑模型构建综合商业与企业应用的知识本体。METH-ONTOLOGY法、KACTUS法、SENSUS法、七步法、循环获取法和五步循环法,是用于构建领域知识本体的方法。METHONTOLOGY法专用于构建化学本体。KACTUS法通过抽象法构建知识本体,主要应用于语义网,是对已有本体的提炼、扩充,并且可以对知识本体复用。SENSUS法是采用自顶向下构建方法,通过该方法可以从同一原始本体库获得多个领域的专用领域本体库,利于共享知识。七步法是基于本体斯坦福大学开发的Protégé知识本体构建工具构建知识本体,该方法得到知识管理领域的广泛使用;循环获取法和五步循环法,强调从文本中经过循环迭代,获取知识本体,支持知识本体演进与复用。不同的方法应用的场景与领域不尽相同,由于电子病历档案是结构化的数据,并且在多个字段中是以自由文本的形式出来,因此可以采用自动化或半自动化的方法来构建电子病历档案知识本体。

利用该工具构建电子病历档案知识本体一般需要经过以下七个步骤。

1.熟悉专业领域和范畴

熟悉电子病历档案本体的专业领域与范畴主要是指建立了电子病历档案本体是在特定的电子病历档案语境中建立的,建立的电子病历档案本体构成的电子病历档案本体库中采用的推理规则也是建立在电子病历档案语境下的。电子病历档案本体的建设是一个由点到线、由线及面不断深化全面的过程。现阶段电子病历档案本体可能以电子病历档案中的病历档案首页、入院记录、病程记录、检验检查报告单和出院记录等为主要对象进行建模。

2.复用现有本体的可能性

电子病历档案本体本身是医学本体、医学信息学本体的一个子集,因此,电子病历档案本体可以复用其他本体的建模成果,既减轻了电子病历档案本体建模的工作压力,还可以使得建立的各类电子病历档案本体涉及的医学概念本体在标准化、一体化的医学语言系统中。

3.列出本体中的重要术语

电子病历档案本体涉及一些该领域的特殊表述专业术语,如病历档案首页、入院记录、病程记录、检验检查报告单和出院记录等内容中的主诉、现病史、手术史、过敏史、体格检查、专科检查、诊疗计划、初步诊断、出院诊断、ICD、发病情况、伴随症状、治疗经过、手术名称、麻醉记录、护理记录等。

4.定义类和类的等级体系

可以将电子病历建构的类定义为病历概要、门(急)诊诊疗记录、住院诊疗记录。各类下又分别包括若干层级的数据项。例如,病历概要包括文档标识、服务对象标识、人口学、联系人、地址、通信、医保、事件摘要等项,而在服务对象标识下,又分为个体生物学标识和个体危险性标识。

5.定义类的属性

定义类的属性主要包括四种属性关系。种属关系:主要是指电子病历档案中各个本体之间的逻辑层次种属关系,如住院诊疗记录逻辑包括住院病历档案首页、入院记录、病程记录、住院医嘱、护理记录、出院记录等。实例关系:主要是指电子病历档案中处于不同逻辑层面的本体之间概念与概念外延个体的实例关系,如患者检验检查结果在病程记录中与检验检查结果中的关系。实例间关系:主要是指电子病历档案中处于同一逻辑层面的本体或不同逻辑层面的本体之间的关系,如不同病历档案号的电子病历档案之间的关系。父子关系:主要是指反映电子病历档案中不同抽象程度的父子关系,入院记录中包括患者基本信息、入(出)院信息、费用信息等。

6.定义属性的分面

每个属性由赋值类型、属性值和赋值基数三个分面。赋值类型是指字符型、数值型、布尔型、枚举型、实例型等;属性值是指布尔型属性的真或假;赋值基数是指该赋值属性可以赋几个值。

7.创建实例

根据前面六个步骤基本可以实现电子病历档案本体建模。本体的顶层结构中包括出院记录、病历摘要、病历档案、相关检查记录、医疗机构信息、医学证明等本体。第二层结构中以病历摘要为例,又分为患者信息、家属信息、通信地址、医保和医疗费用信息等本体。建立的电子病历本体,将病历摘要、诊疗记录、治疗处置记录、护理记录、知情同意书、检验检查记录等本体作为电子病历本体的顶层结构。

出院记录本体中包括入院前、入院治疗和出院结论三类本体。入院前本体包括主因、症状、持续时间、诱因、血压、查体、治疗、效果;入院治疗本体包括初步诊断、血压、B超检查、查体、治疗、效果;出院结论包括出院诊断、血压、查体等。根据电子病历档案内容,可以得到高血压疾病的一个简单语义关系:患者由于某种原因诱发症状持续若干时间,经过仪器检查、查体得到初步诊断。

电子病历档案本体库建设是一个逐渐积累的过程,既有显性知识存储,又存在隐性知识显性化的过程,将赋予电子病历档案知识语义的不同知识集合形成电子病历档案知识库,为电子病历档案知识共享提供资源。电子病历档案本体库建设是一种知识管理的组织形式。建立电子病历档案知识本体库的目的是将诊断治疗、检验检查和护理服务等过程中形成的各类电子病历档案知识经过科学地组织、挖掘，使其能够实现共享。电子病历档案本体库建设应以建立本体库为核心。建立电子病历档案知识本体库的本质是实现电子病历档案知识的语义相关。基于语义相关的电子病历档案知识本体库可能将电子病历档案领域中的各类本体进行关联、映射，构建能够反映诊断治疗、检验检查和护理服务等知识结构的本体模型，并且可以有效地描述与组织电子病历档案知识源。建立各层次的电子病历档案知识本体概念模型，利用电子病历档案本体推理技术，将电子病历档案知识本体与用户需求实行关联，形成最佳匹配方式，实现基本电子病历档案本体的知识资源共享。电子病历档案知识本体库建设的目标是共享电子病历档案知识。

病历档案数据管理最终是获得病历档案中富含的种类病历档案知识，通过病历档案数据管理可以获得一种基于语义相关的病历档案知识。通过电子病历档案知识本体库可以发现电子病历档案知识潜在的价值，可以将诊断治疗、检验检查和护理服务等新的概念、实例和概念维护现有本体，按照病历档案知识关联关系实现语义概念智能检索，为发现电子病历档案知识提供基础。病历档案本体需要通过病历档案元数据得以展现。

二、数据挖掘

病历档案数据挖掘应作为利用病历档案数据的主要途径。病历档案数据挖掘是指将大量的病历档案数据，经过维度建模，利用元数据抽取、转换和加载等数据导入处理，将病历档案数据导入病历档案数据仓库之中，然后通过查询分析、OLAP 多维分析等数据挖掘工具，实现将隐藏于病历档案数据之中的病历档案知识挖掘出来。病历档案数据挖掘对医疗机构决策层来说，可以利用病历档案数据以便掌握医疗机构的运营状态，如住院患者的地理分布、各临床科室和医生工作量的情况、收入支出情况、医院某月的经济效益等，分析利用病历档案数据，挖掘潜在的医疗机构管理规则，为医疗机构管理层提供快速、准确和方便的决策支持。

（一）病历档案数据挖掘工具

病历档案数据挖掘是指利用数据挖掘工具，将数据仓库设计、数据 ETL（extract-transform-load）、数据模型、数据挖掘算法、数据挖掘模型等数据发现技术与病历档案管理工作相结合，构建病历档案数据仓库，并从中发现病历档案知识的过程。病历档案数据仓库是病历档案数据挖掘的重要环节，主要由数据抽取工具、数据库、元数据、数据集市、数据仓库管理系统、信息发布系统和访问工具等组成。病历档案数据仓库是一个面向主题的、集成的、相对稳定的、反映历史变化的病历档案数据集合，用于支持各类决策支持的工具。数据挖掘任务包括：关联分析、时序分析、分类、聚类和预测等。

病历档案多媒体数据挖掘是指对病历档案中图表、图形、数字、影像等内容，运用图像挖掘、音频挖掘和视频挖掘等发现病历档案数据之间的关联，产生病历档案知识。如图像挖掘主要是对每份病历档案中包含的图形、图像数据进行分析处理，并从中发现病历档案数据之间的关系的过程。主要包括利用计算机对已经转换的数字矩阵进行可视图像或声音的模式识别；对图像的属性、特征进行分析、处理和标识的特征分析；基于描述的文字内容和图像特征进行匹配检索。音频挖掘主要是对病历档案中的听觉媒体进行处理分析发现病历档案知识的过程。如针对呼吸内科的病历档案数据库中的咳嗽的间隔、停顿,说话的语音、语气、语调,打鼾的音高、音调、频率等病历数据,则可挖掘各类听觉媒体的特征、抽取关键词和创建时间等,对其进行标引、分析,发现呼吸内科病历档案数据的隐性知识。视频挖掘主要是对病历档案中的视频信息进行分析处理,获取病历档案知识的过程。如医务人员对胎儿宫内的动态四维彩超视频进行分析,可以评价胎儿的发育状况。

病历档案知识发现中运用的各类数据挖掘工具并不是排他的,而是可综合利用的。如运用病历档案数据库的分类、聚类、关联,多媒体数据中的图像挖掘等方法,将疾病分类与检验检查内容进行关联分析,发现无心衰的心肌梗死患者,如果左心室射血分数正常,且无明显舒张性心力衰竭症状的急性 ST 段抬高型心肌梗死(STEMI)患者而言,血浆氨基末端 B 型利钠肽原(NT-BNP)浓度在一定程度上可以反映患者的冠脉狭窄严重程度,对三支血管病变及前降支病变有一定的预见作用。进而得出,监测 STEMI 患者 NTBNP 浓度,有助于临床诊疗。

(二)病历档案数据挖掘过程

结合数据挖掘研究成果,病历档案数据挖掘过程主要包括:需求分析、确定主题、数据清洗、理解数据、联机分析和得出结果 6 个方面的内容。

1.需求分析

需求分析即病历档案数据挖掘需求分析。明确各类病历档案知识的需求主体的实际需求,确定病历档案知识的主题,结合病历档案数据库中的事实数据特性确定病历档案数据仓库的维度表,并采用适当数据仓库模型建立病历档案数据仓库。病历档案数据库是医疗、教学、科研和病历档案管理等各类主体工作需求下产生的,其数据格式、内容范围都相对稳定、成熟。基于此构建的各类病历档案数据仓库的不同利用主体对病历档案知识的需求具有很大差异,如病历档案管理者与利用者的实际需求大相径庭,因此需要针对不同的用户设计不同的病历档案数据仓库维度表。病历档案管理员需要利用病历档案数据仓库进行需求效果分析及病历档案资源类别分析,掌握不同的病历档案利用主体的关注点,有的关心的则是病历档案数据仓库中各类病历档案能否被检索到,有的在意能否得到原文,病历档案仓库中病历档案的精度级别能否与其利用精确匹配。

2.确定主题

在掌握病历档案数据仓库主体需求的基础之上,需要进一步确定病历档案数据仓库主体的病历档案数据仓库主题,如病历档案归档医学主题词分析、病历档案科研需求主题分析、疾病诊断分组分析、临床路径分析和医学转化情况分析等。以病历档案科研需求主题分析为例,可以从以下分析内容确定病历档案数据仓库的主题。分析一定时间范围内各个临床科室归档病历档案数量,可以以年与月为单位分别进行分析,掌握病历档案产出情况;再分析以科研为目的的利用病历档案数量,什么人使用,为什么使用,什么时间使用,使用的效果怎样,病历档案数据挖掘的结果是否能够满足科研需求。在选定病历档案仓库主题的基础之上,进一步可以确定病历档案数据仓库维度。如病历档案归档科室(内科、外科、妇科、儿科和产科等。内外科还可以细分,如内科还可进一步细分成呼吸内科、消化内科、神经内科、心血管内科、肾脏内科、肿瘤内科等),病历档案生成时间(年、季、月、日等),病历档案材料的类型(入院记录、手术记录、病程记录、检验检查记录等)。病历档案数据仓库还可以按照不同的需求维度进行细分。

3.数据清洗

数据清洗即对病历档案数据进行清洗。通过数据仓库技术(ETL)对病历档案原始数据进行抽取(extract)、转换(transform)、加载(load),存储到病历档案数据仓库,ETL 是构建病历档案数据仓库的重要一环,通过此环节将完成病历档案数据的预处理和清理任务。

4.理解数据

理解数据即理解病历档案数据。据统计,以三级医院为例,每年住院人数的增长幅度为20%左右,这也就表明病历档案数据量约每 5 年时间就会翻倍,这些病历档案数据蕴含着医疗、教学、科研、医保等海量信息,具有重要的价值,而通常医疗机构所使用的病历档案数据只占总数据量的 2%~4%。可见,病历档案数据并没有得到有效地利用,造成医疗机构人力、物力与财力的浪费。因此,需要医疗机构尽可能地利用 ETL 将病历档案数据转换成为能够为医疗机构内部诊断治疗、检验检查和护理服务,以及为医疗机构外部服务。为国家卫生行政管理部门提供可以利用的病历档案信息和知识。根据病历档案数据仓库维度分析,选择适当的数据仓库模型即可建立由事实表和维度表组成的病历档案数据仓库。

5.联机分析

联机分析即联机分析病历档案数据仓库。根据已经构建高质量的病历档案数据库,如何更好地利用病历档案数据仓库中的数据,需要理解病历档案仓库中的病历档案数据之间的关联,这便需要利用在线分析处理(online analytical processing,OLAP)工具多角度、多视图地对病历档案数据仓库进行查询。

6.得出结果

得出结果是分析处理病历档案数据。在查询档案数据仓库的基础上,根据不同的用户利用目的,运用分析工具结合数据挖掘算法对病历档案数据进行分析处理,并对结果进行分析。

第四节　病历档案信息管理

一、电子病历系统数据库的类型

(一)键值存储数据库

键值存储数据库类似哈希表。电子病历键值存储数据库主要使用一个哈希表,这个表中键、指针与数据形成特定的逻辑关系。在电子病历系统中可以将患者的身份证号作为关键码,将其映射到电子病历数据库表中一个位置来访问患者的电子病历内容,这种定位检索途径提高了电子病历的检索和利用效率。电子病历系统使用键值存储数据库模型可以使电子病历系统简单明了、容易部署,并且可以处理高并发数据业务量。

(二)列存储数据库

列存储数据库是以列族为单位,将检索数据存储在列族中以便进行相关查询,如在检索过程中为了掌握患者每次就诊的基本情况,需要检索患者在医疗机构中的住院号、第一疾病诊断名称,因此可以把这两类数据存储在列存储数据库的一个列族中,而对于患者的历次治疗费用则可存储在另一个列族中。电子病历系统使列存储数据库可以应对分布式存储海量患者电子病历数据。

（三）面向文档数据库

面向文档数据库会将数据以文档形式存储。电子病历系统利用面向文档数据库可将电子病历中的病程记录、上级医师查房记录、交(接)班记录及其他记录书等以文档的形式加以存储,并形成一个个数据项,这些数据项形成系列集合。每个数据项都与一个特定的名词进行对应。电子病历系统面向文档数据库存储的最小单位是医疗文书,不同属性的医疗文书可以存储在同一个文档数据库中。

（四）图形数据库

图形数据库即在数据库中存储的内容是图形。电子病历系统可以将患者的基本信息、诊断治疗、检验检查、护理服务等医疗文书以图形的方式存储在图形数据库中。如患者为顶点,以患者为顶点的下端可以形成以诊断治疗、检验检查、护理服务等医疗文书组成的多边实体关系,那么会有 3 个"Founded by"的边将患者诊断治疗、检验检查和护理服务等产生的各类型医疗文书连接到患者,形成一个多边实体关系。电子病历系统利用图形数据库可以关联患者的所有电子病历档案,形成以患者为顶点的一个多边实体关系图形。

二、建设电子病历系统的目标与任务

医疗机构开发、建设电子病历系统的主要目标是全面系统地管理患者诊断治疗、检验检查和护理服务过程中的结构化临床数据,通过建立结构化临床数据库使病历档案能够动态实时更新,确保病历档案能够连续完整,真实可靠,进而实现全生命周期健康管理,使不同区域、层级的医疗机构之间可以共享患者信息,实现各医疗行为的无缝对接。可以建立各类临床业务管理平台,使医疗业务流程得以重组、优化,加强医疗质量管理、医疗安全精细化管理,提高医疗行为效率;还可以为医学教学、科研、社会各方面利用电子病历提供基础医疗信息。利用电子病历系统共享医疗信息、控制医疗业务行为,并进行手术与护理分级管理和支持临床决策等功能,进而实现医疗质量实时控制,并指出通过电子病历系统可以实现医院全面信息化管理,以及提升管理者的决策支持能力。

医疗机构开发电子病历系统的任务包括:一是建立基础支撑环境。通过电子病历系统,可以使医疗机构正常开展各项医疗业务活动,具体包括电子病历信息安全、患者信息保护以及遵守行业规范,提供可供医疗机构之间共享和远程医疗的基础支撑环境。二是支持临床医疗活动和医疗机构事务管理。三是可以最优化利用网络及数字技术整合医疗业务信息和管理信息,实现医院所有电子病历中的各类信息最大限度地采集、传输、存储、利用、共享。电子病历系统将 HIS、PACS、RIS、LIS、CIS、重症监护系统、手术麻醉系统、护理系统等业务进行无缝集成,实现医院各类信息资源共享。通过电子病历系统还可以规范临床医疗行为。如病程记录要求经治医师或值班医师及时进行病情评估,需要其在完成首次病程记录书写后 24 h 内制订诊疗计划,且诊疗计划要有针对性,要有具体的治疗方案。设计电子病历系统时,将相关功能及时间限制等功能纳入到设计需求之中,便可以通过电子病历系统对医务人员的各项业务活动进行自动化监督、控制。支持临床医疗活动还表现在,集成不同电子病历系统数据,实现不同医疗机构、不同医务人员之间数据共享。通过电子病历系统可以将患者在不同医疗机构的电子病历,在本医疗机构中产生的不同时期的电子病历进行集成,并以符合医务人员思维的形式展现给他们。通过电子病历系统,让医务人员能够及时、全面、系统地掌握该患者的既往病史、各类临床数据,以便准确把握病情发展情况,做出合理的诊疗计划。

三、病历档案信息管理阶段的主要内容

电子病历系统建设是一个庞大的系统工程,从规划、分析、设计、实施和维护等若干环节。病历档案管理部门对于电子病历系统建设的影响,主要集中在电子病历系统的规划与分析阶段,即将主要的病历档案管理业务需求向开发电子病历系统的专业人员沟通。电子病历系统开发人员在获得有效的电子病历档案管理业务需求之后,完成电子病历系统的整个开发过程。电子病历系统建设完成之后,病历档案管理部门从事的采集、组织、存储、传递和利用等工作是建好病历档案的主要内容。

（一）采集

采集是根据病历信息管理的目的和要求,在电子病历系统中将医疗、诊断、护理等过程中产生的关于患者的所有信息通过条形码技术、射频技术和 IC 卡技术等信息技术进行采集和录入的过程。

采集途径一般通过条形码、集成电路卡、就诊卡、社保卡、银医卡、健康卡、一卡通和身份证等各类患者信息采集卡都可以将患者的一般社会信息进行采集、存储。病历信息采集方法有静态与动态之分。静态的病历信息主要是指患者的一般社会信息,如姓名、身份证号、联系电话、家庭住址等主要在病案首页中出现。动态病历信息主要是指患者在医疗机构接受诊断治疗、检验检查、护理服务等过程中产生的各类医疗信息。

具体包括:病程记录、术前小结、术前讨论记录、麻醉知情同意书、手术记录、出（入）院记录、输血治疗知情同意书、特殊检查知情同意书、特殊治疗知情同意书、会诊记录、患者知情同意书、沟通记录、病理报告、检验检查报告单、体温单、医嘱单、护理记录、各类监测单、特殊治疗记录单等。

病历信息采集方法是由各个医疗机构的电子病历系统和医务人员生成并收集的,由于电子病历档案系统功能设计不尽相同,造成收集到的患者信息质量参差不齐。医疗机构的电子病历系统在规划设计时由于存在必需、推荐和可选三个等级。在"必需"等级要求中,为患者创建电子病历并赋予统一编码的唯一标识号码,通过该标识号码可查阅患者的电子病历相关信息。为每位患者建立唯一的索引,并收集记录患者的基本信息,分配病案号、医疗保险号、身份证号等标识功能,并与主索引进行关联。在调查中发现,电子病历系统通过病历档案首页可以收集患者的一般社会信息,但是针对给患者分配唯一标识并与其基本信息进行关联这一必须要求,各个医疗机构的电子病历系统的差异较大。

非常规病历信息采集方法是指为了满足医学、教学、科研等某种特定的需求,对已经生成的病历档案信息运用数据挖掘技术分析疾病发生、发展与治疗效果,为疾病的诊断和治疗提供科

学的决策,促进医学研究。病历档案信息还可以用于医疗机构管理,如为了掌握医务人员、设备、技术和物资等利用情况,反映医院管理的成效与存在问题,可以利用病历档案信息获得出院患者的人数、平均病床周转次数、平均开放病床数、出院患者数等信息。通过平均开放病床数的变动情况可能掌握引起患者数量变化的原因。

（二）组织

组织亦称病历档案信息整序,是利用病历档案管理的要求,依据病历档案特征进行形式与内容的揭示和描述,并依据确定的次序排列、序化病历档案的过程。在病历档案实体管理和全程管理模式下,都存在病历档案组织过程,但是在病历档案信息管理模式下,更侧重于借助于电子病历系统对病历档案信息进行整序,而非实体整理病历档案顺序、上架排序及编制 ICD 码等。病历档案信息组织是利用病历档案的前期工作,是病历档案信息采集之后的首个任务,具体可以包括病历档案信息选择、分析、描述等。

病历档案信息选择是整个病历档案信息组织的第一步。在医疗业务中,产生于医疗活动中的病历原本处于一种无序状态,电子病历系统中通过病历档案的属性,并按照一定规则进行设计,可以使病历档案具备一定的约束性,使病历档案在时间、空间维度上呈现出规律性。

病历档案信息分析是对病历档案内外特征进行细化、加工、整理、分类和归纳的过程,形成按照一定逻辑关系组织的结果,为病历档案信息描述与揭示奠定基础。病历档案信息描述是指根据病历档案信息组织和检索的需要,对病历档案首页、入院记录、病程记录、手术记录、医嘱和护理记录等内容进行分析、选择概括、提炼、标引的过程。

病历档案信息描述是在信息化背景下按照规定的规则和方法,即利用电子病历档案元数据对病历档案信息的形式特征和部分内容特征,对电子病历档案信息进行加工、程序化的过程,其结果是每一条患者电子病历档案信息记录是由若干个信息描述项组成的该患者的电子病历档案信息。

（三）存储

病历档案信息存储,即将经过选择、分析和描述等加工整理序化的病历档案信息按照一定的格式和顺序存储在特定的病历档案数据库服务器中的一种信息管理活动。通过病历档案信息存储,实现病历档案信息的管理者和用户能够高效地识别、检索和利用。病历档案信息存储并不是一个孤立的环节,它贯穿于病历档案信息管理工作的全部过程。在病历档案信息管理模式下,利用电子病历系统存储病历档案信息主要是指利用现代数据库技术,对病历档案信息进行集中统一的管理。

（四）传递

传统纸质病历档案管理模式下,病历档案信息交流主要体现为病历档案传递。病历档案实体管理模式下,病历档案传递主要依靠人力为主,辅助物流专用电梯、轨道式物流系统,以及物流管道等传输工作,将病历档案送达到医疗机构各个部门,为其提供利用服务。对纸质病历档案的电子化、数字化而成的扫描件则主要是通过搭建医疗机构内部计算机局域网络,在医疗机构中实现数据共享和利用。随着电子病历系统的产生,实现了电子病历档案信息共享,医疗机构信息系统与电子病历系统之间或在不同的工作网络之间要能够进行传输,真正做到了让数据多流通。

（五）利用

利用是指将病历档案信息融入医疗机构医疗质量管理、日常运营管理活动之中,为医务人员、医疗机构管理者和社会需求者提供预测、决策依据的工作过程,是实现病历档案信息价值的归宿。通过电子病历系统,将病历档案信息和其他诊断治疗、检验检查和护理服务等医疗业务相关要素结合,一方面能够反映诊断治疗、检验检查和护理服务等医疗机构医疗质量;另一方面通过病历档案信息可以帮助医疗机构管理者制定科学的发展战略,提升医疗机构经营管理水准,提高医疗机构管理工作效率;同时利用病历档案信息也可以为医疗机构节约资源消耗、节省人力、物力、财力和时间成本。

第四章　医院医疗质量管理

医院设立的宗旨是为患者解除病痛,恢复健康。因此,如何在医院管理过程中确保患者的安全,并保障患者获得高质量的医疗保健服务,是医院管理的核心内容。此外,从医院经营的角度来看,高质量、高安全性的医院显然更能吸引患者。

医疗质量管理和医疗安全管理都是医院管理中非常重要的内容,两者既密不可分,又有明显区别。医疗质量管理主要追求提供更高质量的医疗服务,追求让患者获得更大程度的满意、获得更好的临床效果。医疗安全管理则主要有两个中心任务:①保障患者不受额外伤害或减少这种伤害的发生概率。②通过医疗安全管理,尽量减少医院的额外资源消耗和支出。医疗事故处理、医疗责任险的购买、医院风险管理体系的实施等都是围绕这两个中心任务的重要内容。可以说,医疗质量管理和医疗安全管理是一个问题的两个方面,同样重要。

第一节　医院质量管理概述

一、质量和质量管理

(一)质量的概念

质量通常是指某种产品或某项服务工作的优劣程度。也可以说,质量是一种产品或一项服务满足规定要求的特征和特性的总和。它有 3 个层次的含义,即规定质量、要求质量和魅力质量。规定质量指产品和服务达到规定标准,要求质量指满足顾客的要求,魅力质量是指产品和服务的特性远超出顾客的期望。以产品(商品)和社会服务为对象的质量概念属于管理领域的质量概念,这种质量也叫做品质,医疗服务质量、医院工作质量、医院的整体质量等均属于这种质量概念。

在国际标准化组织的有关描述中,质量被定义为:"反映实体满足明确和隐含需要的能力的特性总和。"定义中所说的"实体"即质量有一定的载体。实体的范围很广,从活动或过程,到产品、组织、体系或人,直至以上各项的组合,凡是需要单独描述和研究的事物都是实体,都有一定的质量。质量定义是对质量概念的高度概括。在运用这一定义时,不宜将质量作为一个单一抽象的术语,而必须指明是产品质量、服务质量、工作质量或者是某种实体的质量。产品质量就是产品的适用性和满足用户期望的规定要求。产品是指活动或过程的结果,它可以是硬件产品、软件产品、服务和医疗结果等,以及它们的组合。

产品可以是有形的,也可以是无形的,或是它们的组合。服务质量是指满足服务对象需要能力特性的总和。服务是指满足顾客的需要的活动,即供方和顾客(服务对象)之间接触的活动,以及供方内部活动所产生的结果。工作质量是与产品质量或服务质量有关的工作对于产品、服务质量的保证程度;产品、服务质量取决于工作质量,它是每个单位各方面、各环节工作质量的综合反映,所以工作质量一般称为环节质量。

随着科学技术和经济的发展,人们对质量的需求不断提高,质量的概念也随之不断发生变化。具有代表性的质量概念主要是"符合性质量",即认为质量只是符合标准的要求,这也是长期以来人们对质量的理解。但是标准不先进,即使是(百分百)符合,也不能认为是质量好的产品,于是质量的概念在满足符合性的基础上又产生了"适用性"的概念。"适用性质量"是以适合顾客需要的程度作为衡量的依据,即从使用的角度来定义质量,认为产品质量是产品在使用时能成功满足顾客需要的程度。适用性质量概念的发展,说明了人们在质量概念的认识上逐渐把顾客的需求放在首位,但是满足顾客使用需要的产品质量不一定使顾客满意,于是质量的概念向"顾客满意质量"演变。由于顾客(和相关方)满意的"要求"是广义的,它除了适用性外,还可能是隐含的要求,如对汽车来说,顾客要求除了美观、舒适、轻便、省油和方便良好的售后服务等外,还可能有法律法规方面的要求,如发动机排放物符合排放标准、制动器的安全可靠性高等。由此可知,质量的概念是从"符合""适用"到"顾客满意"不断演变的。

(二)质量管理

为了保证组织或单位的产品或服务的质量达到规定标准的要求,或满足客户的需要,组织必须通过系统的活动来达到这一点,即质量管理。质量管理包括为保证某种物质产品或服务工作的质量所进行的调查、计划、组织、协调、控制、处理及信息反馈等各项活动。质量管理是确定和实施以质量为中心的全部管理职能,质量管理的职责由最高管理者承担,也要求组织的全体人员承担义务并参与。质量管理包括战略策划、资源分配和其他有系统的活动。

在漫长的历史时期中,质量管理经历了从自发的、个体的质量管理,到系统的、有组织的质量管理,再到现在的国际化质量标准的演变过程。这种演变过程与整个社会、经济和科学技术发展相适应,但是其根本点都是一样的,因为只有高质量才能保障个人、组织或国家的生存和发展。

总的来说,质量管理按照其发展阶段可以分为 5 个阶段,分别是:操作工质量检验阶段,专职质量检验阶段,统计质量控制阶段,全面质量管理阶段,质量管理的国际化阶段。每一个阶段都是在前一个阶段的基础上有较大的创新和突破,反映了时代发展的要求。

二、医疗质量和医疗质量管理

(一)医疗质量

医疗服务作为服务的一种,其质量定义和范畴与其他服务质量的概念有相似的地方。由于医疗服务直接涉及人的健康和生命,而且很多时候服务的后果是不可逆转的,因此对于医疗服务质量的要求更为严格。

从狭义角度来看,医疗质量主要指医疗服务的及时性、有效性和安全性,又称诊疗质量。从广义角度来看,医疗质量不仅涵盖诊疗质量的内容,还强调患者的满意度、医疗工作效率、医疗技术经济效果,以及医疗的连续性和系统性,可称为医疗服务质量(医院服务质量)。

不同国家和不同机构对于医疗服务质量概念的表述不尽相同,但要求基本一致,即不仅要提供高质量的临床诊疗和护理服务,而且在服务提供过程中必须尊重患者的价值观,让患者参与到诊疗活动决策中,尽量减少患者安全事故。

(二)医疗质量管理

医疗质量管理是指医院为确保服务质量达到规范要求和使患者满意,并不断改进服务质量的目标,所采取的服务质量方针、质量计划、质量控制、质量保障和质量改进等活动。

1.医疗质量管理的基本原则

医院质量管理的基本原则:患者至上、质量第一、费用合理的原则;预防为主、不断提高质量的原则;系统管理的原则(强调全过程、全部门和全员的质量管理);标准化与数据化的原则;科学性与实用性相统一的原则。

2.医疗质量管理的主要内容

医疗质量管理活动涉及医院的方方面面,主要内容包括:制定医疗服务质量方针;明确医疗服务质量管理职责、权限和相互关系;对医疗服务质量资源进行管理;监控医疗服务过程;进行医疗服务质量评价;持续质量改进;建立和完善医疗质量管理文件;对医疗质量管理活动的效果和经济性进行定期评估和分析。

第二节　医疗质量评价

在开展医疗质量管理的过程中,医疗质量评价和评审是非常重要的,也是具有基础性意义的工作。通过评价和评审工作,医院可以更加清晰、全面地了解自身在服务质量方面存在的缺陷,从而为采取质量改进措施提供依据。

一、医疗质量评价理论

美国学者阿维迪斯·多纳贝迪安(Avedis Donabedian)于1968年首次提出质量评价的3个层次理论,即卫生服务系统的基本框架是由结构、过程和结果动态构成。

(一)结构评价

结构评价也称基础条件质量评价,反映提供医疗服务的基础、规模和潜在能力,是对医疗服务潜在质量的静态评价,也是医疗质量评价的基础环节。结构评价的主要因素有:人力资源因素、医疗技术、药品物质、设施设备等。

目前在结构评价方面的趋势是弱化规模评价,强调内涵发展能力的提高,包括资源配置结构与比例。目前国际上对于医疗机构是否能够及时根据社区需要而调整资源配置(社区反应性)的评价比较重视,是结构评价中比较重要的内容。

(二)过程评价

过程评价也称工作环节质量评价,反映组织全部的医疗活动和辅助医疗活动。根据定义,医疗行为的过程指对患者做了什么,是对医疗工作顺序及其协调性进行考核,以检验治疗程序与专业标准是否相符合。从管理工作上来看,过程评价是对医院整个服务流程的组织进行评价。

从质量保障体系的角度来看,过程质量的高低直接影响结果质量,如果过程很好,那么预期的结果质量也就会比较理想。单纯针对结果的测量是传统质量检验的手段,在医疗服务行业,过程和结果往往同时发生,而且往往没有"重来一次"的机会,因此过程质量评价和控制尤为重要。

过程评价涉及组织的全员、全部门和全过程,所需数据量大,数据要求准确可靠,因此比较费时、费力。过程评价的局限性在于对健康结局的敏感性比较差,存在相同过程但结果不同的情况,也存在不同过程但结果相同的情况。

在现代医院质量管理中,过程评价往往和流程化管理、标准化管理工作结合在一起进行。

（三）结果评价

结果评价也称服务终末质量评价,结果评价反映医疗行为的结果,如健康状况的改善和患者满意度等。在实际工作中,需要测算患者的健康状况因医疗保健而发生的净变化。近年来,健康结果测量由原来的临床结果测量（中间结果指标）发展到包括最终结果测量（终末结果指标）。中间指标大多采用疾病专一性指标,包括归因死亡率、各种转归、症状的出现和消除、平均住院天数等,这些指标容易获得,测量范围小,对医疗因素敏感,医务人员参与积极性高;其局限性在于忽视了过程质量和患者的生命质量,比如对一些转归差的疾病,即使过程质量完美无缺,但结果评价的得分仍较低,对转归好、医疗要求低的疾病,即使过程中存在某些缺陷,但结果评价得分仍较高。

终末结果指标测量则着眼于患者接受医疗过程后的生命质量,通常采用健康状况的效用指标来表示,常见的如健康调整生命年、失能调整生命年等。健康状况测量包括身体、心理、社会、自身感受和疾病特征因素,通过专用量表等来获得结果,因此容易受非医疗因素影响。

在开展医疗质量评价的时候,应把这三者良好结合,针对不同评价目的有所侧重。

二、医疗质量评价方法

在具体实施医疗质量评价中,可以应用不同方法。医疗质量评价一般可以分为单指标评价和综合评价。此外,患者满意度调查也是目前医疗质量评价的重要组成部分。

（一）单指标评价

单指标评价是罗列医院在结构、过程和结果方面的各种统计指标,计算每个指标值来进行考察。单指标评价的优点是计算简单、直观易懂;缺点是不能得到一个比较综合的印象,也不易进行综合的横向比较和纵向比较。

一般在单指标评价中,会对各种统计指标进行分类,如人员类、物质类、设备类、工作质量类、工作效率类、经济效益类、科教类等。

（二）综合评价

为了克服单指标评价的缺陷,研究者提出了各种各样的多指标评价方法,一般称为综合评价。

常见的综合评价方法包括加权指数平均法、秩和比法、模糊评价法、TOPSIS 法、灰色关联分析法、Ridit 法、功效系数法等。

虽然以上的综合评价方法已能满足大部分医疗质量管理工作的需要,但是它们仍未很好地排除一些混杂因素的影响,包括医院规模和条件的差异、病种分布的差异、医疗效果评判标准的差异、医疗资源分布的差异、医疗服务对象和范围的差异等。目前研究者们通过一些方法来消除这些混杂因素的影响,包括病例组合指数(case mix index,CMI)、临床服务单位(clinical service unit,CSU)、资源利用组(resource utilization groups,RUGS)、价值系数等。

（三）患者满意度调查

不管是从功利的角度还是从实际效果的角度,让患者满意是医院服务的宗旨,也是减少医院风险和医疗纠纷的重要手段。因此,对医院的服务工作开展患者满意度调查是医疗质量评价的重要一环。

患者满意度调查一般可分为门诊患者满意度调查、住院患者满意度调查及社区公众满意度调查。在开展方式上,可以是院内调查(包括入口处问卷调查和出口处问卷调查)、院外调查(包括电话调查、信函调查和上门调查);在开展的时间间隔上,可以是一过性的,也可以是连续性的患者满意度监测。

在实际工作中,如果条件许可,那么建立连续性的患者满意度监测系统是最佳选择。这可使医院监测到患者满意度的变化情况,并及时查找原因和采取应对措施。

第三节　医疗质量管理模式

医院质量管理模式往往借鉴企业质量管理模式。因此,企业管理中有多少种质量管理模式,医院质量管理就有多少种模式。

在众多医院质量管理模式中,最为人熟悉的是全面质量管理模式、持续质量改进模式、标准化管理模式、流程管理模式等。本节对其中的全面质量管理模式和流程管理模式做一个概要介绍。

一、全面质量管理

医院全面质量管理(total quality management,TQM)是通过专门的部门来制定质量计划,在整个医院组织系统内开展连续的医疗服务改善活动,使服务的质量满足患者的期望。

全面质量管理的思想强调质量第一、用户第一,一切以预防为主,用数据说话,按 PDCA 循环办事。它既体现了质量管理的基本思路,也反映出管理理论的精髓。虽然在医疗卫生领域,更多研究者倾向于使用持续质量改进(continuous quality improvement,CQI)这个词,但是其基本概念和思路都源自全面质量管理的思想。

全面质量管理模式为医院带来了很多新的观念,并对一些旧的概念进行了内涵的扩充。

1.拓展了顾客的概念

传统上,人们认为患者才是医疗机构的顾客;而在全面质量管理体系下,所有服务的使用者都可以称为顾客。例如,除了患者之外,医生因为需要医技、辅助部门的服务,因此医生是医技、辅助部门的顾客;医院是外部供应商的顾客。

2.医院服务宗旨的重新诠释

传统上,人们认为医疗机构和医务人员的职责就是提供高质量的诊疗服务,而全面质量管理模式认为除此之外,还应该提供人性化的服务,应该尊重患者的权利。

3.在医疗质量中加入了成本的概念

在很多国外文献中,全面质量管理强调"价值"的概念,所谓价值,即健康结果与投入比,这个比值越高,医疗服务的价值越大。也就是说,高质量的医疗服务不仅意味着良好的临床效果和患者安全,还包括服务效率和服务成本。

4.重视患者满意度

在重视临床质量指标的基础上,人们还应强调患者对医院和医务人员的满意度,强调患者感受到的"主观质量",并成为医疗质量评价的一个重要方面。

5.零缺陷的概念

由于很多情况下健康和生命的不可逆性,因此在医疗服务质量管理中,强调"零缺陷"的概念。尽管医院可能永远也做不到这一点,但医院管理人员和医务人员必须以此来要求自己。

6.质量保证和质量控制相辅相成

全面质量管理模式要求组织从封闭型向开放性管理转变,同时关注质量保证和质量控制。质量保证是确保某一产品或服务能满足规定质量要求所采取的全部计划或活动。质量控制则强调具体的操作,包括为达到质量要求所采取的具体技术活动,监控产品或服务过程,并排除在各个环节中存在缺陷的地方。

总的来说,全面质量管理模式在医院质量管理的发展中具有非常重要的意义,流程管理和标准化管理等都是在此基础上发展起来的。

二、流程管理

医院流程管理是20世纪后期在国外兴起的一种质量管理模式。根据流程管理的观点,医疗机构的效率不够高、质量不够好的主要原因是流程不尽合理,或者流程中的某些环节存在问题。通过对医院各项流程的鉴别和分析,能够帮助医院改善效率,提高质量。

医院流程一般可以分为管理流程、医疗服务提供流程和后勤支持流程,三者一起构成医院总流程。医疗服务流程管理是以规范化的医院服务流程为中心,以持续提高医院绩效为目的的系统化方法。它包括两方面的含义:①维持、优化、重组医疗服务工作流程,确保资源的顺畅、有序流动。②持续动态地监控、管理医疗服务过程各个环节的质量,使医疗服务满足规定和顾客潜在的需要。

1.医院服务流程管理的意义

(1)有利于监督和规范医疗行为,明确责任,降低医疗风险,保障和改善医疗质量。

(2)有助于医疗费用控制和监管。

（3）能够更好地帮助患者做出知情决策，有助于医患沟通和改善医患关系。

（4）能够更好地帮助资源配置，有利于利用决策，有助于提高工作效率。

2.我国医院服务流程中的问题

我国公立医院的组织形式与运转模式更多的是在政府指令下建立的，随着社会经济发展，患者的需求会越来越高，原有管理和运作模式与患者需求间的冲突愈发激烈，导致了许多问题。当前医院服务流程中的主要问题如下。

（1）诊疗流程缺乏规范，质量难以控制，出现问题时的责任认定也存在问题。

（2）患者管理环节存在不合理的地方，在出入院的管理流程上有可以优化的地方。

（3）传统建筑和一些新的建筑设置未能根据"以患者为中心"的原则来进行设计，未能与医疗流程有机结合。

（4）不同科室间、临床科室和医技科室之间的配合存在一些问题。

3.医院流程管理的实施

要解决我国医院管理中长期存在的一些问题，引进流程管理是一个较好的选择。但要真正做好医院流程管理，必须注意以下几个方面。

（1）必须从根本上转变思想观念和思维方式，把"一切以患者为中心"作为改革流程的出发点。上自管理层，下至后勤支持人员，医院全员必须真正重视以患者为中心的理念，并通过制度建设、员工培训与考核等措施来改变旧有习惯。此外，医院还要认真分析患者的需求，分析热点问题产生的原因，听取临床第一线工作人员的建议，广泛征求社会意见，找出现有的不足，拓宽服务领域。

（2）加强相关机制和制度建设，确保流程管理的实施。

（3）要明确优化医院服务流程的阶段目标和步骤。医院所涉及的流程非常多，应该通过分步走的方式来进行医院流程管理改革。医院可通过确定优先需要改革的领域，确立分步改革的时间表和阶段考核目标。

医院服务流程优化主要包括以下6个步骤：①了解医院目前患者的医疗服务流程，绘制流程图。②确定流程优化目标。③确定流程优化组织机构的人员和实施整合的方法。④建立目前医疗流程模型并对其进行分析，找出流程的"瓶颈"，明确关键质控点，确定流程改善环节的优先次序。⑤确定解决方法，建立新的流程并进行模拟运行，重新设计现有流程，可以对现有服务单元进行清除、简化、整合，以及医院管理进行自动化、数字化。⑥根据优化目标修正新的流程并加以实施，对修正后的流程图，流程管理人员和实施人员了然于胸。

（4）在对医院原有服务流程进行优化与整合时，应寻找最关键环节作为突破口。这个关键环节就是在整个流程优化中必须优先解决的子流程。改善医疗服务质量和医疗服务效率的重点应放在解决"关键少数因素"上。这些关键环节主要包括：①与患者关系最密切的流程，如门诊流程、急诊流程、入出院流程等。②不合理的、对整个流程优化阻碍最大的流程，如科室的功能设置、空间布局等。③最容易成功、最能获得员工支持和参与、增强员工自信心的流程。

（5）要更好地利用现代信息通信技术和管理技术，追求最佳的医院服务流程优化效果。

第五章　医院设备管理

医疗服务不但依赖医务人员的知识、经验和思维判断,很大程度上还要靠实验手段和设备条件。随着科学技术的飞速发展,大量现代化的高、精、尖医疗设备,如 CT、MRI、PET、SPECT、伽马刀等,相继应用于临床,医疗仪器设备在医院整个固定资产中的比重不断增加,在医疗服务中已经具有举足轻重的作用。当今,医疗设备管理也逐渐成为医院管理系统工程中的一个较完整又相对独立的子系统。运用科学管理方法加强医疗设备管理是医院开展医疗、教学、科研、预防的重要基础,也是提高医疗技术水平的必要条件。

设备管理是围绕设备开展的一系列组织与计划工作的总称,包括规划、计划、论证、选购、建档、安装、调试、验收、使用、维修直至报废的全过程。设备管理有它自身的物质运动和经济运行的演变规律。例如,在设备的寿命周期中,既有它技术性能的"兴盛"时期,又有它的"衰退"时期;有它效益的"显著"时期,又有它的"不显著"时期。若能按其自然规律,科学地、有效地加强管理,就能最大限度地发挥医疗设备的作用,极大地提高投资效益,为现代化医院建设做出贡献。

第一节　医疗设备概述

科学技术的快速发展,新学科、新技术、新发明似雨后春笋般地涌现。高新技术以医疗设备的形式,进入医疗技术领域,带动着医学科学技术的发展。现代化医疗高新技术装备往往是结构复杂、加工精细、技术精度非常高的仪器设备。

一、现代医疗设备的特点

(一)医疗设备技术上的综合化程度提高

科学的高度分化与综合,在医疗设备中也有明显的反应。"专项测定""一次性使用""无维修设计"等中、小型医疗器械的出现,是科技分化的体现。而光、机、电、计算机、新材料等高新科技成果,多学科综合应用的大型医疗设备,如 CT、MRI、PET、伽马刀等,也是科技综合的产物。它们有精密的设计、复杂的结构、智能化的电脑控制、全自动的数据——图像处理系统,使医疗设备具有技术精度高、运转速度快、操作程序化、数据处理自动化及稳定性、重复性好的特点。

(二)医疗设备的技术更新周期缩短

科技的发展使知识更新周期大幅缩短,从而使医疗设备的技术寿命也相应缩短。技术知识的更新,带来的是新技术、新型号、新品种的医疗设备不断出现,产品陈旧化的速度加快。以 CT 为例,从第一台样机临床试用至今,产品不断改进,新产品的图像扫描时间已大幅缩短,甚至可用于心脏的动态扫描。

（三）医疗设备的结构一体化、操作自动化

随着大规模集成电路成本的下降,医疗设备中大量的电子线路结构已由一体化组件构成,使设备的稳定性、可靠性大大提高,维修简便易行。又由于计算机技术的广泛应用,使医疗设备的智能化程度有所提高,操作实现自动化。如自动生化分析仪的检测,只需把样品按规定输入,仪器能根据设定的程序,进行自动检测,并把处理好的数据打印在记录纸上。医疗设备操作自动化是当今医疗设备的一个显著特点。

（四）医疗设备的性能、价格比提高

科技进步、市场竞争及大规模的自动化生产,使医疗设备的性能、质量有了较大的提高,而制造成本及使用维护费用却有所降低,使医疗设备总体的性能、价格比有所提高。这不仅对提高医院的医技水平有益,而且也对减轻患者的经济负担有利。

二、医疗设备的发展趋势

随着科学技术的不断发展,医疗设备的原理、结果和性能,将不断发生变革,其发展的趋势如下。

（一）医疗设备诊断的精确度逐步提高

医疗设备是医生诊断疾病的重要手段和工具,只有检测的高度精确性,才能保证诊断的准确性。医疗设备将从一般定性逐步向准确定量和定位的方向发展;从常量分析向微量分析和超微量分析方向发展,而且患者被检测的时间将越来越短,承受到的伤害程度将大大减少。

（二）医疗设备治疗的方法和手段更加先进

医疗设备作为医生为患者治疗疾病的工具和手段,既要能治好疾病,又要尽量减少患者的创伤和痛苦。新型的治疗设备逐步从大创伤到小创伤,从小创伤向无创伤方向发展,治疗的方法与手段更容易被患者接受。例如,无痛分娩、无痛肠镜检测等治疗检测手段的出现,就很好地说明了这种趋势。

（三）医疗设备的使用操作更为简便、直观和快捷

电脑与自动化的使用,使医疗设备具有人工智能化,能实时测试,实现图文并茂的"菜单"化选择方式,感应触摸式指令输入、数字显示、自动数据处理、储存及打印,使操作更为简便与快捷。例如,生化检测所使用的全自动生化分析仪,还有病理检测时使用的全自动显微镜自带激光照相机、打印机及电脑处理软件,可将检测结果在进行电脑自动处理后,直接打印。

（四）医疗设备的体积小型化、功能多样化,环境要求简易化

大型医疗设备的体积逐步向小型化、微型化方向发展,功能向多样化、实用化方向发展。遥控式、电话传输式、长时间全方位监控式的设备正在逐步研制,并被投入使用。医生能在患者自然生活状态下,实现监控。先进的医疗设备环境条件的要求也在大大降低,对环境的污染也大为减少。

（五）医疗设备将为预防医学与康复医学的发展提供新设备

随着卫生事业的发展,预防医学及康复医学的地位在日益提高,各种多功能、高效率的预防、康复医学专用医疗设备也层出不穷。这对进一步提高卫生保健及人民的生活质量产生了不可低估的影响。

三、医疗设备的功能分类

（一）诊断设备类

诊断类医疗设备包括 X 线诊断设备、功能检查类设备、超声诊断仪、核医学诊断类设备、内镜、实验室诊断类设备、五官科检查设备、病理诊断设备等。

（二）治疗设备类

治疗类医疗设备包括病房护理设备、手术设备、放射治疗设备、核医学治疗设备、理疗设备、激光设备、低温冷冻治疗设备、透析治疗设备、急救设备及其他治疗设备。

（三）辅助设备类

医疗辅助设备包括高温高压消毒灭菌设备、中心吸引及供氧系统、空气调节设备、制冷系统、血液冷藏储存设备、超声波洗涤装置、制药机械设备、医用数据处理设备、医用摄影录像设备等。

第二节　医院设备管理

现代医学的飞速发展,在某种意义上依赖于先进医疗仪器设备的诞生和使用。先进医疗仪器设备的使用,一方面大大提高了医院诊疗水平;另一方面使医学研究进入了分子时代,医学科研成果得到质的变化和进展,从而又促进诊疗水平的提高。医院的建设和发展既要有高水平的医学人才,又要有先进的医疗仪器设备,只有这样才能不断满足人民群众日益增长的医疗需求。

一、设备管理的意义和作用

（一）医疗设备是医疗技术的重要支持条件

医院医疗技术主要决定于两个方面:一是"硬件",即物质条件保障系统;二是"软件",即医疗技术人才,两者缺一不可。医疗设备是硬件中的关键。拥有一流医疗技术的现代化医院一定有反映现代化科学技术水平的医疗设备。

（二）医疗设备是开展医疗技术服务的工具和手段

"工欲善其事,必先利其器。"医疗设备是现代科学技术的物化形式,是开展和实施医疗技术服务的工具和手段。医院是以患者为对象,以医疗技术诊治疾病为目的的场所。现代医疗技术的发展,使人们对人体和疾病的认识,已从整体、细胞水平深入到分子、亚分子水平。没有先进的医疗设备,就很难达到正确定位、定性、定量地诊治疾病的目的。事实证明,当今日新月异发展的医疗技术方法,在先进医疗设备的配合下,已打开了人类一个又一个的诊疗"禁区",大量的疑难杂症得到了准确的诊断和彻底的治疗,这无疑给患者带来了福音。

(三)医疗设备是提高医疗技术水平的技术保障

现代科技的发展已经证明,医疗设备对提高医疗技术水平和医学的发展有着十分明显的作用。先进的新型医疗设备的问世,加速了医学科学和医疗技术的发展,并使医疗水平提高到一个新的高度。

二、医院设备管理的原则

(一)动态管理原则

动态管理原则是指医院医疗设备的管理应该因地制宜、因人制宜、因事制宜,即应该根据实际情况,对不同类型、不同科室和不同性能的仪器设备采取不同的管理方法。有时甚至要对不同需要(如临床诊疗需要、研究工作需要或学科建设需要)制定不同的管理办法和政策。医院医疗仪器设备的管理要有一个导向性,要根据医院发展的目标制定配置规划。

(二)系统管理原则

系统管理是指要把对医疗仪器设备的管理作为医院系统下属的子系统来管理,要树立整体观念,克服部门所有的狭隘观念,要从整体功能的发挥和整体效益的大小,而不是局部功能和局部效益来考核仪器设备管理的成效。同时,在决定是否要购置装备某仪器设备时,也必须从整体资源条件、技术条件、管理条件和市场条件来考虑,并进行优势分析,以防止仪器设备的不合理配置。

(三)经济管理原则

经济管理原则是指必须按照经济规律办事,按照价值规律办事,做到在医院仪器设备管理中,包括购置、使用、保管、领取、维修、更新过程中,都进行经济核算,讲究效率,发挥资源效果。

(四)开放协调原则

开放协调原则是指在仪器设备管理中应坚持开放观念,充分提高资源利用率,重视仪器设备利用的信息交流和反馈,提倡资源共享。在仪器设备管理中,决不可采取"闭关自守"的落后政策和封闭措施,尤其要防止和扭转少数科室或人员把购置装备先进仪器设备作为谋取小集团利益或个人利益的工具。

三、医院设备管理的组织

随着医院医疗仪器设备在数量和质量上的发展,绝大多数医院已建立了独立的设备管理的职能机构——设备科(处)。设备科(处)在院长领导下,在副院长的具体分管下开展工作。同时,为保证医疗仪器设备购置的正确性和管理的有效性,医院应成立以专家为主体的医疗仪器设备管理委员会。由于医院医疗仪器设备的结构、工作原理与功能越来越复杂(尤其是大型医疗设备),较多的仪器设备维修已依赖于生产与销售的厂商,因此目前许多医院设备科(处)的维修功能已有所弱化。

医院设备科(处)的主要职能如下。

(1)根据医院发展规划目标和医疗、教学、科研工作需要,制定医院仪器设备的装备规划和分阶段执行计划。

（2）根据各临床、医技科室申购计划和储备情况，编制年度采购计划，呈报院长批准后执行。

（3）制定医院仪器设备管理规章制度和具体管理办法、实施细则。

（4）具体组织实施医院仪器设备的装备规划，切实做好仪器设备管理过程中的采购、订货、验收入库、安装调试、领发使用、维修保养、调拨转让、更新改造、报损报废、计量检查、统计上报等一系列日常业务工作。

（5）组织医院仪器设备管理的有关信息资料的收集、整理、综合、分析、保存、检索等工作，为医院领导提供相关决策依据。

（6）组织和帮助医务人员掌握使用仪器设备的方法和要领，提高医务人员有关医学工程技术的知识。

（7）协同医务人员合作开展有关仪器设备的技术革新和科学研究工作，推动医院技术开发和新设备的研制工作。

（8）严格执行规章制度，遵守医院职业道德建设规范，防止仪器设备购置中的不正之风，努力提高经济效益。

四、医院设备管理的主要内容

医院设备管理是对仪器设备物质运动形态和价值运动形态全过程的管理，主要内容包括装备管理、技术管理、经济管理和政策法规管理。

第三节　医院设备的装备管理

医院设备的装备管理是指设备从落实资金和预算，查明需要，经过综合平衡，编制计划，再选型订货，直至设备到货为止这个全过程的管理。做好装备管理必须充分地进行调查研究，选取最优的装备方案加以实施，才能合理使用资金，为临床医疗工作提供最恰当的技术装备。

一、装备管理

（一）中长期装备规划

从管理来说，每所医院都应有三年、五年的远景规划，在这个规划中必须考虑医院规模的扩大、人员的增加、科室的发展、业务的增长，以及医疗装备的更新、改造和更大的投入等问题。实践表明，医疗装备的投入与医疗质量的提高和业务收入的增加有密切的关系。因此，医疗装备的中长期规划是医院决策者不容忽视的重大问题。

（二）年度购置计划

年度购置计划是下一年度医院的装备计划。它是医院领导根据当年度及下一年度医疗、教学、科研的总目标、业务发展计划、各科室的需求及资金情况，从全局出发，综合平衡后确定的计划。年度装备计划有利于既确保重点，又照顾到全局；有利于大型设备的更新、改造和再投入；有利于科室间的平衡；有利于资金的合理安排和利用；有利于领导集中精力抓大事。

（三）平时的临时申购

在年度计划执行过程中，由于形势任务的变化或有新的科研课题产生，必然要对年度计划做必要的修正和适当的补充。这就需要通过平时的临时申购工作来解决。具体方法是由使用科室填报仪器设备申购表，写明用途、配套条件、人员培训、收费标准等事项，再由设备管理部门审核提出意见后报医院领导批准后进行购置。

（四）常规设备材料的计划管理

对使用量大、品种规格比较确定的常规医疗材料，如 X 线胶片、一次性输液器、注射器、敷料、试剂等，可由管理部门的经办人员根据上年度的使用情况并充分估计到医疗业务的发展后，按品种、规格、数量及估计金额等项目制定出月度及年度的购置计划，经设备管理部门审核并报医院领导批准后执行。

对不能确定计划的医疗设备材料，在需要补充或增添时，按临时申购的办法，按审批权限报批后执行。

二、医疗设备的装备原则

我国有各种类型、各种规模的医院，各医院的任务、技术状况和条件不同，仪器设备的装备标准也不完全一致，但一些基本的原则是共同遵守的。

（一）有证的原则

所选购的医疗仪器设备必须具有医疗器械产品注册证。这些产品应该是经医疗器械行政管理部门审核合格准入市场的产品，不能购买无证产品。

（二）经济的原则

经济的原则，即按经济规律办事，讲究投资的经济效益和厉行节约，降低成本，减轻患者经济负担。

1.确定价位

购买仪器设备时，首先要确定好价位，即出多少钱去完成这项装备工作。在科技发达的今天，同类产品到处可见，国外有，国内也有，大公司有，小公司也有。买产品时首要的一条是要考虑拥有的资金量。

2.首选国内产品

凡国内产品的性能、质量上能满足要求的就不必引进国外产品；如必须选购进口产品，只需进口关键主机，其配套附属设备可在国内购买。这样做既达到目的又可节约大量资金。

3.追求高的性能价格比和低的成本消耗

在选购机型时，机器的性能同价格是一对矛盾，高性能必然要高价格。为了评价各厂商之间产品的优劣，性能价格比是一个重要的指标。我们希望在满足临床使用要求的前提下，使机器的价格尽量压低，即要追求高性价比。

另外，仪器设备投入使用后还有一个维持成本问题，如水、电、汽、人工、材料消耗等。特别要考虑消耗材料的来源与依赖性，引进国外设备，使用国内消耗性材料，是低成本消耗的选购原则。

4.优惠的付款方式

仪器设备的订购,必然涉及付款方式问题,是分期付款还是一次性付款?是预付定金还是付全额,或是待货到安装、调试、验收合格后付款?各种方式,我们应选择一种付款时间最晚的,使仪器设备投资资金的风险降到最低。

(三)实用原则

1.技术先进

技术先进是指该产品采用的原理、结构具有科学性、先进性,技术参数在同类产品中比较突出领先。要防止由于信息不灵而引进淘汰产品。

2.产品成熟

产品成熟是指该产品为非试制品,是经过临床大量实践检验、有广大用户基础的。对厂商首次推出的试产品不要轻易采用,也不要轻信厂商的广告宣传。

3.质量上乘

质量上乘是指产品的可靠性、安全性及耐用性在同类产品中是领先的。

4.相信名牌

名牌产品是大家公认的优质产品。名牌产品是名牌厂商通过对其产品的性能、品质、工艺、可靠性的不断开发、改进、提高及对生产各环节的严格管理,经过激烈的市场竞争而获得的结果。所以,买名牌就是相信厂家的内在质量。另外,名牌厂商又比较注重售后服务,因此又可以买到"放心"。当然名牌产品的价格会比普通产品贵一些,这就要根据所定的价位来权衡了。

(四)功能适用的原则

功能适用就是物尽其用,充分利用和发挥仪器设备资源的作用,从临床实际工作出发选择比较实用的功能,过多地选择不常用的功能是不适用的。例如,选购门诊一般检查用的仪器设备就应如此。但是,对用于研究、开发的各类临床实验室的仪器设备,除了选择当前工作需要的功能外,还要考虑到学科发展中所需要增加的功能,也要选择比较齐全的功能。总之,根据临床工作的实际需要,实事求是地选择仪器设备的功能是功能适用的选购原则。

三、医疗设备的选择和评价

设备选择是医院设备管理的一个重要程序,无论对新医院的基本建设或者老医院的设备更新都很重要。

在选择设备时,必须充分研究下列因素。

(一)需求评价

购置此项设备是否合理?临床上为什么要购买?其需求的迫切性如何?有无其他可供选择的代替办法?能否将原有的设备修复使用?

(二)可能性

可能性主要指3个方面:第一,资金来源,就是经费是否落实。我国医院购置设备的主要资金来源是医院的业务收入,必要时可采取租赁、分期付款等方式来弥补资金不足;第二,硬件条件,有足够的房屋空间来供设备使用,包括水、电、气等;第三,技术条件,即医院目前是否具备使用的技术力量?有无维护、维修的技术力量?若这些条件不具备,即没有足够的可能性,则不应急于选购。

（三）技术评价

该设备是否国内已生产？其质量如何？如需引进，国外哪些国家有生产，罗列国别、厂商、型号以及各型号的价格、性能、成本效益等，进行权衡，选择价廉物美的设备。

对于精度的选择，要从实际需要出发，不能盲目地追求高、大、精、尖，应讲求实效。对于引进设备，要注意不能引进国外已经或将要淘汰的仪器设备。选型时应注意主机和标准附件的完整性。

（四）维修性

维修性主要指两方面：第一，应选择维修性能好的设备，即指设备结构合理，零部件组合合理，易于拆卸修理，零部件互换性强；第二，应选择售后服务好的厂商或代理商，即当设备出现问题时，那些能及时上门提供高质量维修服务的厂商或代理商应成为首选。

（五）经济性评价

1.最佳寿命周期费用

最佳寿命周期费用是指设备费用效率（或称费用效果）最高时的寿命周期费用。这时寿命周期费用最经济，其计算公式如下。

$$设备费用效率 = \frac{设备综合效率}{寿命周期费用}$$

寿命周期费用由设备的生产费和使用费组成。生产费是指从设备设计、制造、调试、运输直至安装为止所发生的全部费用，实际工作中称设备购置费；使用费包括维护、能源消耗、环境保护、保险、教育培训、技术资料等所需费用。

设备的综合效率，不单纯是生产效益，而且还包括设备的可靠度、维修度、时间可利用率、能源消耗、安全性、人机因素等综合的系统效率。

2.投资回收期

投资回收期是医院使用设备获得收益回收所需的时间，其计算公式如下。

$$设备投资回收期 = \frac{设备投资总额}{每年工作日数 \times 每日工作次数 \times 每次收费数}$$

在其他条件相同的情况下，投资回收期越短越好。

3.费用比较法

费用比较法又可分为现值法、年值法和终值法。

（1）现值法：将每年使用费折算成设备购置后投入使用的第一年年初的价值——现值，加上设备投资额。据此进行不同设备寿命周期总费用的比较，从中选优。

（2）年值法：将设备购置时的最初投资换算成相当于使用期间每年支出的费用，再加上每年的平均使用费，得出不同设备每年应分摊的费用，然后比较。

（3）终值法：将不同设备最初购置费和每年使用费的总和折合成最末一年的价值——终值，然后进行比较。

四、医疗设备的购置

（一）医疗设备购置途径

1.集中订货

国产医疗设备可通过全国性医院设备订货展销会来解决，一般大部分医疗设备均可落实。进口设备涉及外汇使用的管理和规定，只能在对口的国际医疗器械展览会上，在外贸公司的协助下集中订货。

2.市场采购及零星订货

随着市场经济的发展，国产医疗设备的销售走向市场化，由商业部门或生产厂家自行推销。部分进口医疗设备及配件，也将由商业部门以大批量进口零星出售的方式，来满足医院的需要。

3.协作调剂和转让

对于少量急需的医疗设备及配件，一时采购不到，无法满足医疗上的紧急需要，而有的单位暂时不一定使用或积压在库，可以通过协作调剂的中介机构和网络，以内部调剂或转让的方式及时解决。

（二）医疗设备的购置方式

1.现货交易

这是市场零星采购中常用的一种方式，以商店标价为依据，用现金或支票等结算，当场验收、及时提货的直接交易方式。

2.合同订购

大型医疗设备订购及设备批量购置中，为维护双方的利益，常用签订经济合同的方式订购。订购合同应根据《经济合同法》的有关规定，经双方协商，对各项具体条款在取得一致的意见后，按规定的格式签订具有法律约束力的书面协议。合同应条款齐全，权利义务关系明确，一经法人或代理人签字，双方都必须严格履行。

3.招标

招标采购是国际贸易中常用的先进方式。它能引起厂商的激烈竞争，使用户得到较多的优惠条件。招标适用于大型医疗设备或大批设备的一揽子订购。国际财团、组织或银行的资助项目，一般都要通过公开招标才能认定订购项目。招投标，是指用户（招标人）通过有关机构和媒介事先发出通知，说明购置医疗设备的要求和条件，写好招标文本，邀请厂商按一定程序前来购买招标文件，做好投标准备。投标人根据招标文件中规定的时间和提出的要求、条件填好投标文本，提出具有竞争性的优惠条件，以争取中标达成交易。招标人根据回收的标书，通过公正、合法的专家评标，选择条件最优越的一个投标人，作为购置医疗设备的成交伙伴，这种方式虽然手续烦琐，然而是较先进的、科学的一种购置方式。

第四节　医院设备的使用管理

医院设备的使用管理是指设备从到货起,经过验收入库、出库发放、财产账目、技术档案、使用率调查等一系列程序,直至设备报废为止这一全过程的管理。购置设备的目的是使用,仪器设备只有在使用过程中才能发挥其作用。而且,在设备物质运动的全过程中,使用所占时间最长,所以使用管理是一个重要的环节。这个环节的任务,可以概括为两个方面:①保证设备的安全,包括数量上的准确性和质量上的完好性,以便完整地保持其使用价值。②提高设备的使用率,充分发挥设备的医疗作用,追求更多的社会效益和经济效益。

一、医院设备的常规管理

(一)建立规范化的固定资产账务及卡片

医院设备属医院固定资产范围,为便于清产核资及管理,常采用账、卡双重制。设备管理部门的设备账务要与财务部门固定资产总账内的设备账务相符(账账相符)。设备管理部门对医疗设备可自立账务系统,设立总账、分类账和分户账三账。为了便于使用科室对设备的清点和核对,每台设备在建账的同时,又设有内容相同的正副设备卡片两张。正卡保存在设备管理部门,副卡随设备的流动而转移,直至设备自然寿命终止而报废,正副卡片与账务同时注销。每次清产核资,必须做到设备账务、卡片与实物三相符(账、卡、物相符)。

目前,医院设备的账务管理开始利用计算机信息系统,实现计算机数据库代账,只要输入的数据正确,操作无误,设备的清产核资、对账、统计、报表和查询等都能做到实时处理,达到事半功倍的效果。

(二)做好医疗设备技术档案的归口管理

医疗设备的技术档案是启动设备发挥功能的钥匙和维修寻找故障的指南。一旦丢失,设备前期管理的文件将消失,使用会发生困难,维修更是无从着手。技术档案资料应包括申购审批文件、可行性论证报告、谈判计划及记录、购置合同及附件、到货装箱单、技术验收记录、使用说明书及图纸、使用维修记录及其他技术资料等。在设备尚在使用阶段,设备技术档案原则上可由设备管理部门归口管理。设备报废处理后,技术档案按序装订成册,交医院技术档案管理部门收藏管理。

(三)制定和健全设备管理的各项规章制度

制度是管理的依据,是生产效益的保证。只有不断完善和健全医疗设备管理的各项规章制度,才能实现设备科学管理的目的。

根据上级主管部门对设备管理的有关文件精神,对照医院的具体要求,结合医院的实际情况,制定设备管理的各项制度和规定。设备管理的规章制度应包括:医疗设备申请及审批的程序;采购、谈判、验收、仓储及供应制度;医疗设备技术档案管理规定;医疗设备使用、维修制度;医疗设备计量管理规定;医疗设备报损、报废及赔偿条例;中心诊疗室(实验室)的管理制度;设备对外协作与服务的管理办法以及设备使用安全环保制度等。

二、技术管理

医疗设备使用的技术管理是使医疗设备完好运行、发挥效能的保障,是提高设备完好率的有力保证。设备的技术管理贯穿于设备的前、中、后三期的管理之中,从前期的可行性论证和谈判,中期的使用操作、功能开发和维修,以及后期报损、报废的技术鉴定都离不开技术管理。设备使用阶段的技术管理主要包括技术验收、操作技术培训和维修 3 个方面。

（一）医疗设备的技术验收

医疗设备直接用于临床医疗服务,时刻关系到患者的安危。对于医疗设备的技术验收需认真负责,一丝不苟。一般的技术验收包括:数量验收与质量验收两个方面。

1.数量验收

根据合同(发票)及装箱单上所列品名、数量,逐一对照实物,进行清点验收。清点的同时,应仔细检查设备及附件的外观,漆膜有无撞击性损伤和改变。清点中发现数量不足或有损坏之处,应一一记录在案,以便日后进行数量索赔。

2.质量验收

在认真阅读设备技术资料及使用说明书后,弄懂所有技术指标的含义,测试条件、测试仪器和测试方法,按规定要求安装、调试设备,逐个测量技术参数并记录在案,对照设备出厂技术指标及允许误差范围,分析评估设备的质量状况,作出验收鉴定结论。若达不到原定技术指标的医疗设备,可做质量索赔处理。

大型医疗设备往往由厂商派技术人员来医院实地开箱、安装、调试及测定技术参数。医院必须及时提供安装场地,满足设备运行的环境条件,医技人员共同参加安装、调试及技术参数测定,以达到技术标准作为验收认可的依据。

（二）医疗设备操作的技术培训

医疗设备的使用操作、维护保养及管理应定点由专人负责。实行中心化管理的通用性医疗设备,可根据各科室的工作需要,由科室指定的医技人员自行上机操作。然而,不论是专人操作,还是多人操作,所有能上机操作的医技人员,都必须经过上机操作培训和考核,未经上机培训和考核不合格者,一律不准操作。

设备操作的技术培训应包括:了解医疗设备的基本原理、结构及主要功能;使用操作的规程和方法;正常运行状态与非正常运行状态的鉴别和处理以及测试结果的正确分析等内容。考核合格者,可发给自行上机操作许可证。

（三）医疗设备的日常维护保养与修理

医疗设备的正确使用和坚持日常维护保养与修理,是延长设备自然寿命及提高设备完好率的关键。设备的日常维护保养与修理,都必须在设备维修记录本上做详细的记录,以备日后查考分析。

1.医疗设备的维护保养

设备的维护保养是指在日常运行过程中,必须经常(或定期)对影响设备功能和精度的某些不正常技术状态,如脏、松、漏、卡、堵的情况,进行擦洗、上油、疏通及调整等技术处理,使其恢复功能和精度的日常例行工作。一般性的技术维护保养工作应列入操作规程,由使用操作者自行解决。

2.医疗设备的维修

医疗设备与其他仪器设备一样,使用中会出现各种各样的故障。因此,必须立即进行修理,修理有两种形式。

(1)康复性修理:即故障发生后,才考虑到要排除故障。这是一种消极的事后性被动式修理方式,它的特点是故障波及范围大,零件损坏多,修复时间长,花的费用也大。

(2)预防性维护:即在设备损坏之前,除使用操作者的日常维护保养以外,定期由工程技术人员对医疗设备进行不同程度的例行技术检查,及时更换即将损坏的零部件,调整和修复小的故障。预防性修理不仅可及时了解设备运行的技术状态,而且可以避免突然性的大故障发生,是一种科学的超前性修理方式。

(四)医疗设备的更新改造

设备的磨损与设备的寿命是设备更新、改造的重要依据。

设备的磨损有两类:一是有形磨损(也叫物质磨损),其中主要是使用磨损与自然磨损。二是无形磨损,无形磨损一般在两种情况下产生:①仪器设备的技术结构、性能没有变化,但由于设备制造厂劳动生产率的提高,因而使新设备的再生产费用下降了,随着新设备的推广使用,使原有同种设备发生贬值。②由于新的具有更高诊治能力和经济效益的设备出现与推广,使原有设备的经济效能相对降低,同样使原有设备发生贬值。有形磨损造成设备的物质劣化,无形磨损造成设备的经济劣化。

设备存在着 3 种寿命:①设备的物质寿命,这是由于物质磨损的原因决定的使用寿命,即设备从开始使用,由于物质磨损使设备老化、坏损、直到报废为止所经历的时间。一般来说,设备的物质寿命较长,延长设备物质寿命的措施是修理。②设备的经济寿命,这是由设备的使用费用决定的设备使用寿命。设备的物质寿命后期,由于设备老化,借助高额的使用费用来维持设备的继续使用在经济上往往是不合理的。③设备的技术寿命,这是指设备从开始使用直至因技术落后而被淘汰为止所经历的时间。由于科学技术的迅速发展,在设备使用过程中出现了技术上更先进、经济上更合理的新型设备,从而使现有设备在物质寿命尚未结束时被逐步淘汰。

第六章　医院医疗器械管理

第一节　医疗器械使用率

一、医疗器械使用率的计算与分析

提高器械的使用率,是充分发挥设备使用价值,减少器械资金占用比重,获得较好经济效益的一个有力措施,是仪器设备使用管理的一项重要任务,也是评价仪器设备管理的一个主要指标。

（一）医疗器械的完好率

1.完好标准

（1）器械完整,附件及技术资料齐全。

（2）性能良好,测试数据准确。

（3）运转正常,不带故障。

（4）完好天数每台在 300 天/年以上。

2.完好率计算公式

$$完好率 = \frac{完好医疗器械台数}{医疗器械总台数} \times 100\%$$

3.各类医疗器械的完好率

各类医疗器械的完好率应达到 90% 以上。

（二）医疗器械的使用率

1.使用定额标准

（1）按时数定额:每天按 6 h,每周按 5×6＝30 h,每月按 4×30＝120 h,每年按 10×120＝1 200 h。

（2）按次数(含人次、标本次等)定额:可按次数登记,统计使用率时换算成使用时数。

2.使用率计算公式

$$使用率 = \frac{医疗器械使用时数}{医疗器械定额时数} \times 100\%$$

3.各类医疗器械的综合使用率

各类医疗器械的综合使用率应达到80％以上。

（三）医疗器械数量利用的分析

医疗器械数量利用率的计算公式如下。

$$器械数量利用率 = \frac{实际使用器械数}{实有器械数} \times 100\%$$

这个指标反映实有器械的利用情况。利用率高,能从一个侧面说明器械管理和利用得好。

（四）医疗器械时间利用的分析

器械时间利用指标,是器械的实际工作时间与最大可能工作时间的比率。它反映器械在可能利用的时间内是否得到充分利用。其计算公式如下。

$$器械时间利用率 = \frac{报告期器械实际工作时间}{报告期器械可能利用时间} \times 100\%$$

"报告期器械可能利用时间",可以按"日历时间"（昼夜或小时）计算,也可以按"制度工作时间"（即从日历时间减去法定节假日、星期日等非工作时间）计算。

（五）器械能力利用的分析

器械能力利用的指标,表现器械在单位工作时间的利用程度,各种器械的技术定额,就是通过能力指标来计算的。其计算公式如下。

$$器械工作效率 = \frac{实际工作量}{器械实际工作时间（台时）} \times 100\%$$

二、提高医疗器械使用效率

加强医疗器械管理,提高使用效率,使医疗器械发挥较好的社会效益和经济效益,是目前医院管理中一个重要问题。

（一）医疗器械的装备管理

医疗器械装备管理的原则,是根据医疗、教学、科研的需要,实事求是地进行有社会效益、经济效益并符合医院经济承受能力的装备。

先进的医疗器械在一定程度上代表着一个医院的医疗水平。有了先进的医疗器械,如果管理工作跟不上,不仅不能充分发挥医疗器械的作用,而且还会影响医疗工作质量,甚至会造成重大的经济损失。医疗器械是医院进行医疗、教学、科研的重要手段,为保证其正常运转,使之发挥最大的使用效率,必须加强以下工作。

第一,加强医疗器械的采购计划管理。如医院科室采购500元以上医疗仪器设备,必须填报年度申请计划表,然后医学工程科根据科室申请计划先进行调查核实,并编制出全院的医疗器械订购计划,送交医院器械管理委员会论证,最后报院党委审批。

第二,加强器械管理委员会对设备装备的咨询作用。医院成立器械管理委员会,主要任务是对各科室申请购买医疗器械进行考察论证,提出咨询意见,为院领导、机关决策提供科学依据。

第三,优先加强基础设备装备,适当添置高精尖设备装备。基础设备装备是指诊断和临床治疗经常使用的设备。医院在立足先购买基础设备装备的基础上，适当引进大型贵重设备装备，如彩色多普勒仪、大型 X 光机影像增强系统、全身 CT 扫描机等。

（二）医疗器械的使用管理

医院购置器械的目的是使用，只有在使用过程中才能发挥其作用，使用所占的时间越长越好。所以使用管理是器械管理的一个重要环节。

医疗器械管理工作要规范化、制度化，必须建立健全各项医疗器械管理制度，完善各项技术考核指标。近几年来，各医院对医疗器械实行"专管共用、三定两严"的管理制度，并取得较好的效果。

首先，建立"三定两严"管理制度。"三定"，就是定人使用，定人保管，定期保养、检查；"两严"，即严格执行机器操作规程、严格交接班制度。

其次，完善账、表、卡、档。如仪器价值达 200 元以上的应建立器械总账和设备档案。档案卡一式三份，库房一份，使用科室一份，档案保管一份。将价值 1 000 元以上的仪器单独建立档案，信息资料、技术档案和计量器具档案由专人管理，并建立查阅借阅登记制度。做到机构健全，责任明确，计划装备及时维修，使医疗器械管理从计划、装备、验收、安装到使用、保养、维修等环节落到实处，从根本上克服"装备无人管、损坏无人问"的现象。真正做到制订计划不盲目，安装器械不凑合，添置器械先培训，使用操作有规程，发生故障早排除，管理好坏有奖惩。

第二节　医疗器械完好率

医疗器械完好率是在 20 世纪 60 年代初期为适应我军医疗卫生现代化建设的需要，从武器装备完好率概念延伸出来的。经过数十年的实践与完善，目前这一概念已在全国各级医疗部门得到广泛使用。

一、完好率概念的内涵

内涵，是指概念中所反映事物的特有属性，即事物的性质及其相互之间的关系。作为医疗器械的完好率概念，也具有它特有的属性。正确理解完好率概念的特有属性，是充分认识其地位与作用，进而在实际工作正确应用的前提。

如果从医疗器械使用的全过程来看，完好率的影响因素主要有 3 个方面，即管理质量因素、使用质量因素和检修质量因素。因而完好率概念也就具有与之相适应的三个特有属性。

（一）完好率是医疗器械管理工作质量的量化指标

医疗器械管理工作的基本任务是保证设备经常处于良好的技术状态，最大限度地发挥设备的使用效能，保障医院各项医疗救治任务的完成。完好率是以达到器械完整、技术状态良好、完好天数在每年 300 天以上等完好标准的器械台数与实有器械台数之比。由此可见，完好率从一个侧面客观反映了医疗器械管理工作的状态，是衡量一个单位或部门器械管理工作质量的重要指标。

（二）完好率是医疗器械使用者工作成效的客观反映

加强医疗器械管理,提高器械的完好率,需要全体医疗卫生工作人员的共同努力,是全体医疗卫生工作人员的共同责任。完好率既是衡量一个单位或部门是否真正落实医疗器械"三定两严"管理制度的依据,也是使用者自身素质和工作成效的客观反映。

（三）完好率是医疗器械检修保障能力的客观体现

医疗器械检修是对器械实施检验、修理、测试和校正等技术保障工作,保障医疗器械的完好率,是检修部门的一项基本工作任务。而要保障器械的完好率,必须达到有较高的修复率、较低的返修率和较短的排除故障时间。因此,尽管考核检修工作能力与质量的指标有许多,但保障完好率的程度也从另一个侧面客观反映了检修技术保障的实际能力与水平。

二、科学确定完好率的统一指标体系

通过对完好率概念的分析,可以看出完好率在医疗器械管理工作中所表现出的多属性特点。如果单纯使用完好率来评估医疗器械管理工作的质量,就难免在一定程度上存在不够全面和准确的问题。因此,必须综合其他相关因素,建立有机结合的、能较全面客观反映管理工作质量情况的指标体系,也可以称其为完好率指标体系。

就目前可能量化的考察因素而言,完好率指标体系应包含医疗器械的完好率、待修率、在修率和待淘汰或报废率,即完好率＋待修率＋在修率＋待淘汰或报废率＝1。

其中,待修率和在修率综合反映了单位或部门的检修管理工作质量和保障能力,待淘汰或报废率反映了已达到或超过规定使用年限,尚能继续使用,但不再进行完好率考评的医疗器械情况。

三、建立规范化的医疗器械完好率考评制度

医疗器械完好率不但要有科学的内涵确定性,以及严密准确、配套统一、可操作性强的指标体系,同时还应该有规范化的考评制度做保证。否则,完好率数值的可信性将令人质疑,将不能客观地反映医疗器械管理工作质量的真实水平。建立规范化的考评制度,应该做到"三个统一"和"一个明确"。

（一）考评标准要统一

考评标准的统一性体现在两个方面:一个方面是医疗器械具体的完好标准,目前在国内已经有明确的规定,要严格按标准进行评定。另一方面是完好率应达到什么量值程度的检查标准。针对我国医疗工作单位层次与类型较多,医疗器械种类繁杂的特殊情况,应在确定总体的完好率检查标准的同时,区分不同类型的单位（如部队、医院、院校等）和不同种类的医疗器械,分别制定出具体的检查标准,不搞"一刀切",形成配套统一的检查标准体系。只有这样才能使完好率检查标准符合我国的实际,增强标准的严肃性和权威性。

（二）考评方法要统一

考评工作采取不同的方法和手段,对考评结果有较大影响。因此,应建立规范化的考评程序,使考评工作的实施有统一的依据,使考评的结果有较高的利用价值。就实际工作组织来说,考评工作应坚持自下而上、由点到面、自评与验证相结合的方法。即先由医疗器械使用部门（或人员)对设备的完好情况进行评定;后由单位领导参加,组织医疗器械管理委员会的成员对使用部门的评定结果进行复验,确定各个部门及单位整体的完好率状态;最后由上级业务领导机关组织评定小组对单位的评定结果进行抽查验证。以上3个考评环节应互为补充、相互促进,达到有机地结合。

(三)考评时间要统一

医疗器械完好率具体反映了检查评定前一段时间的器械管理工作质量。不同时间得出的评定结果,缺乏横向(单位与单位之间、部门与部门之间)的可比性。因此,在具体实施检查评定的时间上也应统一。就实际评定工作量而言,一般以每年度进行两次为宜,可结合半年与年终检查总结工作进行。

(四)奖惩措施要明确

检查评定医疗器械完好率只是一种手段,其目的在于促进医疗器械管理水平的不断提高。因此,要达到这个目的,保证完好率评定工作的顺利进行,要有与之相适应的、明确的奖惩措施。对达到或超过标准的单位或个人,应给予必要的精神与物质奖励;对达不到标准的,应分析其原因,并视情给予一定的处罚。

第三节　法定医学计量单位使用

医学计量管理是为了加强医院对计量器具的监督管理,健全计量法制,保障医院计量器具的统一和量值的准确、可靠,其最终目的是为诊断治疗提供准确可靠的数据,确保医疗安全。

一、计量知识与测量技术

随着科学技术的不断进步和发展,人们逐渐认识到现代高科技能为人类造福,但如果质量失控也会给人类造成极大危害。质量问题首先有一个标准问题,只有达到高标准,才能有高质量。要有高质量,必然要以相应的计量检测和严格的计量管理为基础。计量在国民经济建设、国防建设、科学研究、医疗卫生以至社会生活各方面的重大作用非常显著,它是社会经济及科学活动的技术基础和基本手段,是特殊的社会生产力。可以说,当今社会没有计量,寸步难行。要真正达到准确的计量,就一定要有先进的计量技术和科学的计量管理作保证。计量管理和计量技术是计量学的两大支柱,研究计量管理和计量技术是保证量值准确一致最重要的两个方面。

(一)计量管理和计量技术

计量管理是以法制计量管理为核心,主要研究法定计量单位和法定计量机构,建立法定计量基准和标准,制定、贯彻《计量法》和法规。其直接目的是保证计量技术的有效应用,保证计量单位制的统一,保证测量的准确一致;根本目的是保证和促进国民经济的发展,实现最佳经济效益和社会效益。

计量技术是以实验技术和技术开发为主要特色,主要研究建立计量标准、计量单位制、计量检定测量方法,通过实现单位统一和量值准确可靠的测量,发展精密测试技术,保证科学研究的可靠性,有效保证计量的准确性、量值的可溯源和一致性。无论是力学、光学、放射学,还是电磁学、声学、激光学、化学等,在所有科学领域内,计量技术都在充分发挥其特有的功能。

(二)计量学

计量学是有关测量知识领域的一门学科,也可简称计量。它主要研究测量,保证测量准确和统一,涉及有关测量的整个知识领域。现代科技的重大发展,几乎没有一项不是借助先进的测试仪器和优良的检测手段而获得。有了先进的测试仪器,就必须有与之相适应的计量技术人员。具有现代仪器开发和测试技术方面的基础知识,掌握计量和测试误差的理论,熟悉各类测试仪器原理和测量方法等,是衡量一个计量技术人员业务素质的重要方面。

测量是一种以确定被测对象的量值为目的而进行的操作实验过程。在这个过程中,通常借助专门的仪器和设备,将被测对象直接或间接地与同类已知单位进行比较,取得用数值和单位共同表示的测量结果。测量在我们社会生活实践中随时可见,如金属切削要尺量,热处理要测温,买东西要用秤称等。具有试验性质的测量则叫测试,所以也属于测量范畴,是测量的扩展和外延。在测量方面,计量技术人员应学会采用新的测量手段,提高测量水平,减少误差,提高效率。

(三)计量特征

计量是实现单位统一和量值准确可靠的测量,是一种为了保证计量单位统一和量值准确可靠这一特定目的的测量。它虽然只是测量中的一种特定形式,却是具有重大现实意义的测量。计量是以公认的计量基准和标准为基础,依据《计量法》和法定的计量检定系统(表)进行量值传递来保证测量准确的。也就是说,计量工作主要是把未知量与经过准确确定并经国家计量部门认可的基准或标准相比较来加以测量,是一种量值传递的过程。计量具有统一性、准确性和法制性三大主要特征。总之,测量数据的可靠,要求计量予以保证,没有计量,测量也将失去价值。

作为计量技术人员,必须熟悉了解计量的基准与标准、计量与测量等有关基础知识,能够按要求校准或比对所用测量仪器,根据计量要求,进行一些特种仪器的测量方法及手段的开发和研究,将国家基准、副基准和工作基准所复现的单位量值通过检定逐级传递到工作用的计量仪器,以保证量值的准确和一致。

二、医学科技要发展,医学计量应先行

在疾病诊断治疗过程中,化验分析、药剂配方和科学研究等方面广泛应用了医学计量器具。医用计量器具的量值是否准确可靠,直接影响病情诊断和治疗效果,关系到人们的健康与生命安全。因此,必须加强医学计量监督管理,建立计量检定网络系统,以确保医学计量准确无误。

(一)医学计量的重要性

现代医学科学化的一个重要标志,是诊断治疗规范化、数据科学化。应用各种计量器具是临床诊断治疗获得准确的计量和实现数据化的重要进展。

随着高精度现代化的医学计量器具在临床医学、预防医学和药学领域的广泛应用,一方面为传统的诊断治疗提供了更为快速定量的科学手段,同时也为进一步统一医学计量器具的各种参数标准,实行定期检定,提出了新的更高的要求,因此,统一医学计量标准和量值,为诊断治疗提供准确可靠的数据,是确保和提高医疗质量的需要。

1.医学计量是科学诊断的保证

医学的一大特点是用计量器具对人体组织进行测定,对病情通过计量测定进行分析研究,以测定的数据为依据进行诊断与治疗。从运用体温计对人体体温、用血压计对人体血压的测量,到较复杂的心脑电图的描记,以及人体组织各种成分的定量分析等可以看出,计量器具在医疗上既是重要的工具,又是主要的科学诊断手段。诊断的正确与否,决定于计量器具量值的一致性和测量方法的准确性。

2.医学计量是药物治疗的根据

无论是西药还是中药,现代医学都是通过计量器具对药物进行组分测定、药理检验,确定治疗范围、服用方法、用药量注意事项等,才对患者用药。只有计量器具量值准确一致,才能对药物进行正确的测定。

3.医学计量是理化治疗的手段

在运用理化治疗方面,无论是现代医学还是中医,现代化的治疗和控制都离不开计量器具。比如超声波治疗机、激光治疗机输出功率的测定及检测,对治疗效果有直接的作用。在放射治疗中,准确地掌握放射剂量十分重要。

4.医学计量是检验分析的眼睛

在检验分析方面,如常规检查、病理研究、细菌培养、生化分析等方面大量应用了计量器具,可以说,医用检测仪器已成为医务工作者的眼睛,必须保证检测数据的准确,否则就会产生误诊和漏诊。医学计量器具,在医疗上具有特殊的地位,它的量值是否准确直接影响诊断治疗效果。

(二)计量监督管理与计量检定

医学计量工作,因它直接影响到人们的身体健康,所以《计量法》和《计量法实施细则》都规定把医疗卫生方面使用的计量器具列入强制检定目录,必须实行强制检定。规定使用单位要定期申请检定,对不执行或违法者要追究法律责任,其目的就是要运用法律手段,保证医用计量器具的准确可靠,有效地保护人民群众的身体健康。

要搞好医学计量监督管理和医学计量检定工作,就要有一批既懂计量管理又懂计量检定的、经过严格培训和考验的、管理能力强懂得法律知识和计量业务的、作风正派的计量人员队伍。这是因为计量工作是一项法制性、政策性和技术性都很强的工作,政治素质是公正执法的保证,业务素质是做好计量检定工作的基础,二者缺一不可。

(三)医学计量工作的展望

目前,医学计量工作面临的任务是繁重的。医学计量要根据新型医疗装备发展的需要,进一步提高计量测试技术水平。今后一段时期,医学计量发展的重点如下。

第一,建立健全高精度、多功能、自动化的计量标准和综合测试手段。

第二,紧密结合医疗装备发展的重点和新型号,大力开展精密测试方法、计量保证方案、量值传递网络的研究工作。

第三,加强人才培养。培养一批精通计量技术、热衷计量管理的专业队伍,逐步完善各级计量机构,加强法制观念和监督管理工作。

科学技术是第一生产力,而计量技术是科学技术的重要组成部分。计量工作是科学技术工作的一项基本工作。医疗科技要发展,医学计量应先行。也可以说,今后在医学科技领域没有医学计量就寸步难行。计量工作的效益是融合在整个医疗效益之中的,它往往体现在疗效上。

所有医疗单位都必须维护计量工作的严肃性和法制性。医学计量工作,是确保医药卫生系统使用的仪器设备准确、有效、安全可靠的必要手段和科学依据,是医药卫生系统现代化建设中的一项必不可少的重要技术基础工作。增强计量法治观念,加强医学计量机构的建设,把医学计量工作抓紧抓好,努力开创医学计量工作的新局面。

三、医用计量器具的规范化管理

医学计量是法制计量的重要组成部分。将医学计量纳入法治轨道,搞好医学计量管理工作是提高整个医疗水平和社会、经济两大效益的重要因素,而对医用计量器具实行规范化管理又是提高医学计量管理水平的关键。因为医用计量器具的量值准确与否直接关系到人们的身体健康和生命安全,所以加强医用计量器具的规范化管理势在必行。

随着医学科学技术的飞速发展,越来越多的医用计量器具不断涌进各级医疗卫生单位,已成为各类医疗技术人员进行科研、诊断、治疗定量规范化和数据科学化不可缺少的物质技术基础。医用计量器具的量值是否准确统一,直接关系到人们的身体健康与生命安全,而医学计量则是这些医用计量器具量值准确统一的可靠保证。医用计量器具的突出特点是量大、面广、种类多、使用频繁、技术性强。从最简单的体温计、血压计,到较为复杂的心脑电图机、生化分析仪器、B超、X线、CT、数字减影、直线加速器、X刀、伽马刀、磁共振等,无一不是采用一定量值来标示测试结果或标示输出量,如果其量值不准,将直接影响诊断的准确性和治疗的有效性,可能会造成误诊、漏诊或错治,不但延误患者诊疗时机,严重的甚至危及生命安全。在医疗卫生系统内,每年因医用计量器具的量值失效失准而引发的医疗事故和纠纷,给人们的切身利益和身体健康造成的危害并不亚于假冒伪劣药品。由此看来,加强医用计量器具的规范化管理,保证医用计量器具量值准确有效、安全可靠,已成为当务之急。

(一)强化计量法治观念,做好医学计量基础工作

医学计量工作是一项法制性、权威性、社会性、技术性很强的基础工作。要想搞好这一工作,首先在于领导的重视程度。要强化医学计量法治观念,从思想上引起高度重视,将医学计量工作真正纳入议事日程,切实作为大事来抓。应成立有主管领导参与的权威性管理机构,按照国家规定,提出本单位计量工作的具体要求,扎扎实实组织开展医学计量工作。其次是建立健全各项规章制度。例如:医学计量工作管理制度;计量工作人员岗位责任制度;计量器具的使用、维护、保养制度;购置、保管收发制度;建档立卡制度;周期检定制度;检定记录、核验和证书制度;淘汰和报废制度;事故报告制度;环境卫生和安全制度等。这是保证医学计量工作规范化、制度化的关键。各项规章制度一定要体现国家对计量工作的法规要求和技术要求,使单位的医学计量工作有法可依,有章可循,创造一个良好的工作环境和工作程序。使每个具有计量专业知识和业务能力的计量技术工作人员都能自觉地按照各项规章制度去规范自己的本职工作,正确选择、使用操作、维护保养、收发保管各类计量器具。要不断提高法制计量观念和医学计量工作规范化的意识,逐渐形成单位内部的医学计量网络,使医用计量器具的管理真正达到规范化。

（二）加强监督检查，自觉实行定期检定

我国的医学计量工作目前尚处于初级阶段，人们对医学计量的重要性还缺乏足够的认识。很多医疗卫生单位无计量管理机构，医技人员也无计量概念，致使在用的医用计量器具大多是只用不检或只修不检，失效失准，经常引发医疗事故和纠纷。计量是诊断和治疗的科学依据，因此将医用计量器具置于严格的计量管理监督之下势在必行。

由于医用计量器具直接关系到人们的身体健康与生命安全，所以国家《计量法》已把用于医疗卫生方面的 37 项 77 种仪器设备正式列入国家强制检定目录，实行强制检定。目前医疗单位使用的计量器具绝大多数都在强制检定范围之内，必须依法进行周期检定，严格执行检定周期，加强监督检查，对未经检定或超过检定周期及检定不合格的一律不得使用。对一些属于非法定计量单位（国家允许的除外）的计量器具决不允许使用。对于国家暂时没有颁布计量检定规程的计量器具，可根据技术条件请有关部门进行测试或对比，否则也不允许使用。

从事医学计量工作的人员不仅是计量法的普及者、宣传者，更是执行者，要把医学计量管理工作提高到应有的地位，对医用计量器具实行规范化管理，以促进医学计量工作不断向前发展。

四、法定计量单位在医院的应用

随着我国法治建设的加强，《计量法》在医院管理中已形成工作法规。医院使用的计量器具是否符合法制要求与医疗质量，与人民身体健康和生命安全有着密切关系。

（一）贯彻《计量法》应做到法制管理与行政管理相结合

医院要全面贯彻《计量法》就必须有一定的管理制度和行政手段来保证。有一定的法律和章程，建立一定的管理秩序，用以调整管理人员的能力作用是十分必要的。同时配合教育以及鼓励性措施，鼓励其发挥积极的创造性作用，以求达到最佳管理效果。

1.《计量法》的实施为计量管理提供了最根本的法律基础

各级医院应在《计量法》的指导下，结合本医院的特点，制定相应的规章制度，例如计量管理制度、计量检定工作制度、送检制度、计量器具使用维护保养制度等，对计量工作进行指导和约束。

2.加强对计量技术人员的管理，提高他们的工作责任心

这是对人消极面的约束，是管理中最基本的要求。如何提高计量管理的质量也是法制和行政管理必须解决的，因为计量工作一些指标的量值化几乎是不可能的，如计量检查结果的可靠程度、仪器维修质量等。所以加强计量技术人员的培养与学习，调动他们工作积极性，对提高工作效率有着极为重要的意义。

（二）加强医用计量器具的检定管理

计量器具是直接为医疗教学、科研服务的。计量器具涉及各个学科，它包含了从常用一般到精密昂贵的仪器设备，门类齐全。管好用好医疗计量器具，是救治患者成功的重要因素。

1.加强医院计量器具检定管理

要建立健全计量机构，有条件的医院应成立三级计量站，负责本医疗体系卫生单位的计量检定工作。

2.建立健全规章制度和管理办法,力求规范化、标准化

促使各单位按《计量法》和计量管理制度去做,达到有章可循、有法可依的良好状态。

3.计量器具日常工作检定要与维修相结合

做到随修随检定,保证计量器具的准确性。

(三)计量检定与经济、技术维修的管理

计量作为一门科学,其管理过程就必然贯穿着经济、技术管理,从计量器具的选型论证到使用维修及报废,无时不与经济、技术相关。因此,医院计量的经济、技术管理工作应保证计量器具的先进性、准确性,以最大限度地提高其经济效益与社会效益为目的。所以加强计量检定与经济技术维修的管理,能够提高仪器设备的使用效率。就计量检定而言,计量器具合格要与经济技术手段相适应。

第七章　医院感染管理

第一节　消毒灭菌管理

一、医院物品消毒与灭菌的基本原则

（一）常用术语

1.医院消毒

清除或杀灭医院环境中或者媒介物上携带的病原微生物的过程。

2.疫源地消毒

对医院内存在着或者曾经存在有感染性疾病传染源的场所进行消毒。疫源地消毒又分为随时消毒和终末消毒两种。

3.随时消毒

它指及时杀灭并消除由污染源排出的病原微生物而进行的随时的消毒工作。对感染患者在住院期间进行的病室和床单元的消毒即随时消毒。

4.终末消毒

它指传染源住院隔离、痊愈或死亡后，对其原居地点进行的彻底消毒，以期将传染病所遗留的病原微生物彻底消灭。在医院中感染患者（传染源）出院、转院或死亡后，对物品及病房的消毒。

5.消毒剂

用于杀灭传染媒介上的微生物，使其达到消毒或者灭菌要求的制剂。消毒剂按照其作用的水平可分为灭菌剂、高效消毒剂、中效消毒剂、低效消毒剂。

6.灭菌

杀灭或祛除外环境中媒介物携带的一切微生物（包括细菌芽孢在内）的过程，通常用物理方法来达到灭菌的目的。

7.灭菌剂

能杀灭外环境中一切微生物（包括细菌芽孢在内），使其达到灭菌要求的制剂。包括甲醛、戊二醛、环氧乙烷、过氧乙酸、过氧化氢、二氧化氯、氯气、硫酸铜、生石灰、乙醇等。

（二）消毒灭菌的基本要求

1.消毒灭菌方法的作用水平

消毒灭菌方法的作用水平是指消毒、灭菌方法杀灭微生物的种类和作用的大小。包括灭菌方法、高效消毒方法、中效消毒方法、低效消毒方法。

（1）灭菌方法。能杀灭外环境中一切微生物（包括细菌芽孢在内）的物理、化学方法称为灭菌。用于处理高度危险品。物理灭菌方法有：湿热灭菌、射线灭菌、干热灭菌、等离子体灭菌等。化学灭菌剂有：甲醛、戊二醛、环氧乙烷、过氧乙酸、过氧化氢等。

（2）高效消毒方法。杀灭一切细菌繁殖体（包括分枝杆菌、病毒、真菌及其孢子和绝大多数细菌芽孢）的物理、化学方法。用于处理中度危险品。达到高水平消毒常用的方法包括紫外线、含氯制剂、邻苯二甲醛、臭氧等。

（3）中效消毒方法。杀灭除细菌芽孢以外的各种病原微生物（包括分枝杆菌）。用于处理一般物品或者皮肤黏膜消毒。达到中水平消毒常用的方法包括采用超声波、碘类消毒剂（碘伏、氯己定碘等）、醇类和氯己定碘的复方制剂、醇类和季铵盐类化合物的复方制剂、酚类等消毒剂等。

（4）低效消毒方法。能杀灭细菌繁殖体（分枝杆菌除外）和亲脂类病毒的化学消毒方法，以及通风换气、冲洗等机械除菌法。只能用于清洁除菌、黏膜卫生消毒。低效消毒剂有：季铵盐类消毒剂（苯扎溴铵等）、双胍类消毒剂（氯己定）等。

2.医疗用品的危险程度分类

根据医疗器械使用所致的危险性大小及消毒或灭菌要求将医疗器械分为三类，即高度危险性物品、中度危险性物品、低度危险性物品。分类的目的是合理选择消毒灭菌方法，确保消毒灭菌效果。

（1）高度危险性物品。在操作过程中要穿过皮肤或黏膜进入无菌组织或器官内部的或者接触破损的组织、皮肤黏膜的器材和用品。一旦被微生物污染将导致极高感染危险的器材。例如：注射针、穿刺针、针灸针、外科手术器械、植入物、输血器材、输液器材、血液和血制品、注射的药物和液体、透析器、气管插管、导尿管、膀胱镜、腹腔镜、移植器官、心脏导管、非一次性的阴道窥器等。

（2）中度危险性物品。它是直接或间接与完整黏膜相接触，而不进入无菌的组织内器材。例如，呼吸机管道、胃肠道内镜、气管镜、结肠镜、麻醉机管道、避孕环、压舌板、喉镜、体温表（口温/肛温计）、肛门直肠压力测量导管等。

（3）低度危险性物品。它是不直接接触患者或仅与正常完整皮肤接触，而不与黏膜接触的器材。虽有微生物污染，但一般情况下无害。只有当受到一定量病原菌污染时才造成危害的物品。例如血压计袖带、听诊器、止血带、腋表、痰盂（杯）、病床围栏、床面，以及床头柜、被褥、墙面、地面、固定电话等。

3.消毒灭菌的基本原则

一次性使用医疗器械应一人一用一抛弃；重复使用医疗器械应一人一用一消毒和（或）灭菌。

（1）高度危险性物品应达到灭菌水平。

（2）中度危险性物品应达到灭菌水平或高水平消毒。

(3)低度危险性物品应达到中或低水平消毒。

(4)消毒灭菌首先物理方法,其次再选用化学方法。

(三)影响消毒灭菌效果的因素

1.剂量

剂量包括强度和时间。强度是指物理消毒中的温度、化学消毒中的浓度。消毒剂的性质、浓度和作用时间。一般浓度越高杀菌作用越强,时间越长,消毒效果越好。一般来说浓度降低可以用时间来弥补,但浓度降低到一定限度后即使再延长时间,也达不到消毒目的。因此,在操作过程中必须保证强度和作用时间。要根据国家标准对剂量进行监测:如不稳定消毒剂(含氯消毒剂、过氧乙酸等)应当现配现用,并在每次配置后或使用前进行浓度监测,合格方可使用。用紫外线进行空气、物表的消毒时,应当进行紫外线灯辐射强度的监测。

2.温度

一般来说,温度升高,消毒因子的杀菌能力增强,杀菌速度加快。

3.消毒物品污染的程度

(1)有机物对消毒效果有双重影响,一是保护微生物免受理化因子的作用,二是消耗消毒剂。

(2)生物膜。细菌可黏附于利于生长的物体表面形成生物膜,生物膜中细菌比浮生菌对抗药物的敏感性降低,因此要避免器械表面微生物膜形成,影响消毒效果。如眼科小器械在手术结束后应立即用无菌水清洗器械表面进行预处理。

4.pH

pH 主要影响化学消毒剂的作用。各种不同消毒剂所需最适 pH 与消毒剂性质有关。含氯消毒剂在酸性条件下杀菌作用明显高于碱性;戊二醛在酸性条件下,大部呈单体状态,当 pH 为 6 时,单体开始出现聚合倾向,当 pH 为 9 时,这种聚合体作用达到最快,失去杀菌作用,但是戊二醛在 pH 7.5～8.3 时杀灭芽孢作用最强。

5.湿度

湿度对气体消毒剂的作用影响较大,相对湿度最适宜时才能发挥消毒的最佳杀菌作用。如环氧乙烷、甲醛在熏蒸消毒灭菌时都需要适当的湿度。

6.化学拮抗剂

环境中的拮抗物质与化学消毒剂的活性基团结合减弱其杀菌能力。如阴离子表面活性剂可降低新洁尔灭(苯扎溴铵)和氯己定的消毒效果。氧化性消毒剂可被还原剂破坏等。

(四)选择消毒灭菌方法的原则

1.基本要求

(1)重复使用的诊疗器械、器具和物品,使用后进行清洁,再进行消毒灭菌。

(2)被朊病毒、气性坏疽及突发不明原因的传染病病原体污染的诊疗器械、器具和物品,应执行《医疗机构消毒技术规范》消毒要求。

(3)耐热、耐湿的手术器械,应首选压力蒸汽灭菌,不应采用化学消毒剂浸泡灭菌。

(4)环境与物体表面,一般情况下先清洁,再消毒;当受到患者的血液、体液等污染时,先去除污染物,再清洁与消毒。

（5）医疗机构消毒工作中使用的消毒产品应经卫生行政部门批准或符合相应标准技术规范，并应遵循批准使用的范围、方法和注意事项。

2.根据医疗用品的危险程度选择消毒或灭菌方法

（1）高度危险性物品，应采用灭菌方法处理。

（2）中度危险性物品，应达到灭菌或高水平消毒以上效果的消毒方法。

（3）低度危险性物品，宜采用中或低水平消毒方法，或做清洁处理。

（4）遇有病原微生物污染时，针对所污染病原微生物的种类选择有效的消毒方法，应先消毒再清洗。

3.根据污染微生物的种类、数量选择消毒或灭菌方法

（1）对受到致病菌芽孢、真菌孢子、分枝杆菌和经血传播病原体（乙型肝炎病毒、丙型肝炎病毒、艾滋病病毒等）污染的物品，应采用高水平消毒或灭菌。

（2）对受到真菌、亲水病毒、螺旋体、支原体、衣原体等病原微生物污染的物品，应采用中水平以上的消毒方法。

（3）对受到一般细菌和亲脂病毒等污染的物品，应采用达到中水平或低水平的消毒方法。

（4）杀灭被有机物保护的微生物时，应加大消毒药剂的使用剂量和（或）延长消毒时间。

（5）物品上微生物污染特别严重时，应加大消毒药剂的使用剂量和（或）延长消毒时间。

4.根据消毒物品的性质选择消毒或灭菌方法

（1）耐热、耐湿的诊疗器械、器具和物品，应首选压力蒸汽灭菌；玻璃器材、耐热的油剂类和干粉类等应采用干热灭菌。

（2）不耐热、不耐湿的物品和贵重物品，宜采用低温灭菌方法，如环氧乙烷灭菌、过氧化氢低温等离子体灭菌或低温甲醛蒸汽灭菌等。

（3）物体表面消毒，应考虑表面性质，光滑表面宜选择合适的消毒剂擦拭或紫外线消毒灯近距离照射；多孔材料表面宜采用浸泡或喷雾消毒法。

（4）重复使用的氧气湿化瓶、吸引瓶、婴儿暖箱水瓶，以及加温加湿罐等宜采用高水平消毒；器械的浸泡灭菌，应选择对金属基本无腐蚀性的灭菌剂。

5.医疗用品消毒灭菌管理制度

（1）进入人体组织或无菌器官的医疗用品必须灭菌，接触皮肤黏膜的器械和用品必须消毒。

（2）凡能耐高温高热的高危险器材，采用压力蒸汽灭菌、干热灭菌或微波灭菌；不耐热的高危险器材采用环氧乙烷、电离辐射、甲醛熏蒸或戊二醛浸泡等方法进行灭菌。

（3）污染器械和物品，先消毒后清洗，再消毒或灭菌。

（4）内窥镜用 2% 戊二醛消毒，连续使用时，中间消毒 10 min，每天用前和结束后消毒 20 min，首次清洗要用加酶清洗剂流水清洗。

（5）呼吸机、麻醉机连接管道及面罩，气管导管、吸氧管、湿化瓶、超声雾化器等定期消毒，湿化液每日更换灭菌水，用毕终末消毒，干燥保存。

（6）各种重复使用中低度危险器械做到一人一用一消毒。

（7）消毒灭菌后，进行效果监测。

（五）自我防护

（1）在消毒灭菌过程中应根据不同的消毒与灭菌方法，采取适宜的职业防护措施。

（2）在污染诊疗器械、器具和物品的回收、清洗等过程中应预防发生医务人员职业暴露。

（3）处理锐利器械和用具，应采取有效防护措施，避免或减少利器伤的发生。

（4）不同消毒、灭菌方法的防护如下：①热力消毒、灭菌。操作人员接触高温物品和设备时应使用防烫的棉手套、着长袖工装；排除压力蒸汽灭菌器蒸汽泄漏故障时应进行防护，防止皮肤的灼伤。②紫外线消毒。应避免对人体的直接照射，必要时戴防护镜和穿防护服进行保护。③气体化学消毒、灭菌。应预防有毒有害消毒气体对人体的危害，使用环境应通风良好。对环氧乙烷灭菌应严防发生燃烧和爆炸。环氧乙烷、甲醛气体灭菌和臭氧消毒的工作场所，应定期检测空气中的浓度，要达到国家规定的要求。④液体化学消毒、灭菌。应防止过敏及对皮肤、黏膜的损伤。

二、空气消毒与管理

空气是许多疾病的传播媒介，由于空气中微生物是以气溶胶的形式存在，颗粒小、可随气流运动。因此空气传播疾病的特点是传播速度快，控制困难。空气中的病原微生物不仅可以造成院内感染，而且可以通过沉降等污染其他物品。消除和控制空气中的病原微生物，对预防和控制院内感染非常重要。

（一）Ⅰ类环境空气消毒

Ⅰ类环境空气消毒包括洁净手术部、其他洁净场所，空气≤150 cfu/m³ 或洁净手术部符合要求，其他洁净场所≤4(30 min)cfu/皿。只能采用层流设备，才能达到。

（二）Ⅱ类环境空气消毒

Ⅱ类环境空气消毒包括非洁净手术部（室）；产房；导管室；血液病病区、烧伤病区等保护性隔离病区；重症监护病区；新生儿室等。其均为有人房间，空气≤4(15 min)cfu/皿，必须采用对人体无毒无害，且可连续消毒的方法，不推荐使用臭氧消毒器和化学喷雾消毒。可选用下面这些方法。

（1）循环风紫外线空气消毒机（紫外线空气消毒器）开机 30 min 后即可达到消毒效果，以后每过 15 min 开机一次，消毒 15 min，一直反复开机、关机至预定时间。

（2）静电吸附式空气消毒机，20～30 m² 的房间内消毒时间 30 min，可达到国家标准。

（三）Ⅲ、Ⅳ类环境空气消毒

Ⅲ类环境包括母婴同室；消毒供应中心的检查包装灭菌区和无菌物品存放区；血液透析中心（室）；其他普通住院病区等，空气≤4(5 min)cfu/皿。Ⅳ类环境包括普通门、急诊及其检查、治疗室；感染性疾病科门诊和病区，空气≤4(5 min)cfu/皿。可采用下列方法。

（1）臭氧消毒。要求臭氧浓度≥20 mg/m²，在 RH≥70% 条件下，消毒时间≥30 min。消毒时人不得在室内。

（2）紫外线消毒。可选用产生臭氧的紫外线灯，以利用紫外线和臭氧的协同作用。一般按照每立方米空间≥1.5 w，消毒照射时间≥30 min。消毒时人不得在室内。

（3）熏蒸消毒。过氧乙酸熏蒸法，过氧乙酸原液稀释为 0.5%～1% 的水溶液，加热蒸发，在

60％～80％相对湿度、常温下,过氧乙酸按照每立方米 1 g 计算,作用时间 2 h。

（4）气溶胶喷雾消毒。用过氧化氢复方空气消毒剂急性喷雾消毒,按照每立方米 50 mg,在 60％～80％相对湿度,常温下作用时间 30 min。

（四）空气消毒管理制度

（1）Ⅱ类、Ⅲ类环境每天空气消毒 1～2 次,有记录。

（2）手术室、供应室、重症监护室、儿科、血液透析室等重点部门,每月一次空气物表监测,其他科室每季度一次。

（五）通风换气和空气消毒

（1）应采用自然通风和（或）机械通风保证诊疗场所的空气流通和换气次数;采用机械通风时,重症监护病房等重点部门宜采用"顶送风、下侧回风",建立合理的气流组织。

（2）呼吸道发热门诊及其隔离留观病室（区）、呼吸道传染病收治病区如采用集中空调通风系统的,应在通风系统安装空气消毒装置。未采用空气洁净技术的手术室、重症监护病区、保护性隔离病区（如血液病病区、烧伤病区）等场所宜在通风系统安装空气消毒装置。

（3）空气消毒方法应遵循《消毒技术规范》规定。不宜常规采用化学喷雾进行空气消毒。

三、消毒药械的管理

（一）消毒产品使用管理

（1）使用的消毒产品应符合国家有关法规、标准和规范等管理规定,并按照批准或规定的范围和方法使用。

（2）含氯消毒液、过氧化氢消毒液等易挥发的消毒剂应现配现用;过氧乙酸、二氧化氯等二元、多元包装的消毒液活化后应立即使用。采用化学消毒、灭菌的医疗器材,使用前应用无菌水（高水平消毒的内镜可使用经过滤的生活饮用水）充分冲洗以去除残留。不应使用过期、失效的消毒剂。不应采用甲醛自然熏蒸方法消毒医疗器材。不应采用戊二醛熏蒸方法消毒、灭菌管腔类医疗器材。

（3）灭菌器如需进行灭菌效果验证,应由省级以上卫生行政部门认定的消毒鉴定实验室进行检测。灭菌物品的无菌检查应按《中华人民共和国药典》无菌检查法要求进行。使用消毒器械灭菌的消毒员应经培训合格后方可上岗。

（二）无菌物品管理制度

（1）无菌物品专人管理,分类专室、专柜或专格干燥密闭式存放,无菌包外有化学指示剂标识,标签上注明灭菌日期及有效期,有责任人签名,无过期物品。

（2）无菌物品存放离地不少于 20 cm,离顶不少于 50 cm,离墙不少于 5 cm。

（3）压力蒸汽灭菌时,无菌包外形尺寸一般不大于 30 cm×30 cm×25 cm,重量不超过 5 kg,器械重量不超过 7 kg。

（4）无菌持物钳容器配套,一罐一件,浸泡液面为钳轴节以上 2/3 或中 1/2。每周更换罐、钳及消毒液二次。禁止用无菌钳敲安瓿,有条件的采用干罐式存放。

（三）医院消毒技术规范管理要求

（1）医疗机构使用的诊疗器械、器具与物品,应符合以下要求:进入人体无菌组织、器官、腔隙,或接触人体破损皮肤、破损黏膜、组织的诊疗器械、器具和物品应进行灭菌;接触完整皮肤、完整黏膜的诊疗器械、器具和物品应进行消毒。

(2)医疗机构应保持诊疗环境表面的清洁与干燥,遇污染应及时进行有效的消毒;对感染高风险的部门应定期进行消毒。

(3)医疗机构从事清洁、消毒、灭菌效果监测的人员应经过专业培训,掌握相关消毒灭菌知识,熟悉消毒产品性能,具备熟练的检验技能;按标准和规范规定的方法进行采样、检测和评价。

四、一次性使用无菌医疗用品的管理

(1)医院所用一次性医疗器械和器具必须由器材科统一集中采购,使用科室及个人不得自行购入。

(2)医院采购一次性医疗器械和器具,应当从取得《医疗器械生产企业许可证》的生产企业或者取得《医疗器械经营企业许可证》的经营企业(同时具有《工商营业执照》)购进合格的医疗器械,并验明产品合格证明。进口的一次性导管等一次性医疗器械和器具应具有国务院药品监督管理部门颁发的《医疗器械产品注册证》。国务院药品、食品监督管理部门颁发的《医疗器械产品检验报告合格证》。

(3)每次购置的医疗器械和器具,采购中心必须进行质量验收,订货合同、发货地点及货款汇寄账号应与生产企业、经营企业相一致,并查验每箱(包)产品检验合格证、生产日期、消毒或灭菌日期及产品标识和失效期等,进口的一次性导管等一次性医疗器械和器具应具灭菌日期和失效期等中文标识。

(4)采购中心应派专人负责建立登记账册,记录每次订货与到货的时间、生产厂家、供货单位、产品名称、数量、规格、单价、产品批号、消毒或灭菌日期、失效期、出厂日期、卫生许可证号、供需双方经办人姓名等。

(5)一次性使用无菌医疗用品应统一存放,专人保管。物品存放于阴凉干燥、通风良好的物架上,距地面≥20 cm,距墙壁≥5 cm,距屋顶≥50 cm;不得将包装破损、失效、霉变的产品发放至使用科室。

(6)科室使用前应检查小包装有无破损、失效、产品有无不洁净等。

(7)使用时若发生热原反应、感染或其他异常情况时,必须及时留取样本送检,按规定详细记录,报告医院感染管理办公室、药剂科和器材科。

(8)医院发现不合格产品或质量可疑产品时,应立即停止使用,并及时报告当地药品监督管理部门,不得自行做退、换货处理。

(9)使用后一次性医疗器械和器具,均作为感染性医用废物,直接放入医疗废物包装袋。

(10)医院感染管理办公室应履行对一次性医疗器械和器具的采购、管理和回收处理的监督检查职责。

第二节　职业防护与技术

一、隔离预防

(一)基本术语

1.标准预防

针对医院所有患者和医务人员采取的一组预防感染措施。根据预期可能的暴露选用手套、隔离衣、口罩、护目镜或防护面屏,安全注射,穿戴合适的防护用品处理患者环境中污染的物品与医疗器械。标准预防基于患者的血液、体液、分泌物(不包括汗液)、非完整皮肤和黏膜均可能含有感染性因子的原则。

2.空气传播

带有病原微生物的微粒子($\leq 5\ \mu m$)通过空气流动导致的疾病传播。

3.飞沫传播

带有病原微生物的飞沫核($> 5\ \mu m$),在空气中短距离(1 m 内)移动到易感人群的口、鼻黏膜或眼结膜等导致的传播。

4.接触传播

病原体通过手、媒介物直接或间接接触导致的传播。

5.感染链

感染在医院内传播的三个环节,即感染源、传播途径和易感人群。

6.个人防护用品

用于保护医务人员避免接触感染性因子的各种屏障用品,包括口罩、手套、护目镜、防护面罩、防水围裙、隔离衣、防护服等。

7.外科口罩

能阻止血液、体液和飞溅物传播的,医护人员在有创操作过程中佩戴的口罩。

8.医用防护口罩

能阻止经空气传播的直径$\leq 5\ \mu m$ 感染因子或近距离($< 1\ m$)接触经飞沫传播的疾病而发生感染的口罩。医用防护口罩的使用包括密合性测试、培训、型号的选择、医学处理和维护。

9.护目镜

防止患者的血液、体液等具有感染性物质溅入人体眼部的用品。

10.防护面罩(防护面屏)

防止患者的血液、体液等具有感染性物质溅到人体面部的用品。

11.隔离衣

用于保护医务人员避免受到血液、体液和其他感染性物质污染,或用于保护患者避免感染的防护用品。根据与患者接触的方式,包括接触感染性物质的情况和隔离衣阻隔血液、体液的可能性选择是否穿隔离衣和选择其型号。

12.防护服

防护服是临床医务人员在接触甲类或按甲类传染病管理的传染病患者时所穿的一次性防护用品,应具有良好的防水、抗静电、过滤效率和无皮肤刺激性,穿脱方便,结合部严密,袖口、脚踝口应为弹性收口。

13.隔离

采用各种方法、技术防止病原体从患者及携带者传播给他人的措施。

14.清洁区

清洁区是指进行呼吸道传染病诊治的病区中不易受到患者血液、体液和病原微生物等物质污染及传染病患者不应进入的区域,包括医务人员的值班室、卫生间、男女更衣室、浴室及储物间、配餐间等。

15.潜在污染区

潜在污染区是指进行呼吸道传染病诊治的病区中位于清洁区与污染区之间、有可能被患者血液、体液和病原微生物等物质污染的区域,包括医务人员的办公室、治疗室、护士站、患者用后的物品、医疗器械等的处理室、内走廊等。

16.污染区

污染区是指进行呼吸道传染病诊治的病区中传染病患者和疑似传染病患者接受诊疗的区域,包括病室、处置室、污物间及患者入院、出院处理室等。

17.两通道

两通道是指进行呼吸道传染病诊治的病区中的医务人员通道和患者通道。医务人员通道、出入口设在清洁区一端,患者通道、出入口设在污染区一端。

18.缓冲间

缓冲间是指进行呼吸道传染病诊治的病区中清洁区与潜在污染区之间、潜在污染区与污染区之间设立的两侧均有门的小室,为医务人员的准备间。

19.负压病区(房)

通过特殊通风装置,使病区(病房)的空气按照由清洁区向污染区流动,使病区(病房)内的压力低于室外压力。负压病区(房)排出的空气需经处理,确保对环境无害。

20.床单位消毒

对患者住院期间、出院、转院、死亡后所用的床及床周围物体表面进行清洁与消毒。

21.终末消毒

传染源离开疫源地后,对疫源地进行的一次彻底的消毒,如传染病患者出院、转院或死亡后,对病室进行的最后一次消毒。

(二)隔离预防基本原则

隔离预防是防止医院感染因子从患者或带菌者传播给其他人的一种有效措施。隔离预防的目的是采取有效的隔离技术,切断感染链中的传播途径,防止病原微生物在患者、医务人员及媒介物中播散,减少已知和未知的感染源造成医院感染的传播,减少医院感染的发生和暴发流行。一是隔离技术,其中最重要的是针对患者诊疗、护理的预防措施。不论患者是否确诊或可疑感染传染病,都要执行标准预防,这是控制医院感染的基本措施。在标准预防的基础上,附加基于传播方式的隔离预防(主要为空气、飞沫和接触),根据疾病传播方式不同,采取相应的隔离措施;二是防护技术,医务人员须掌握正确的防护技能,保证自身、患者及环境不被污染,减少医院感染的发生;三是建筑布局上的隔离预防,从而切断传播途径,为所有医务人员提供科学有效地预防控制医院感染的隔离预防技术。感染在医院内传播的三个环节,即感染源、传播途径和易感人群,称为感染链。所以切断医院感染链,终止三个环节的联系是隔离最主要的手段,隔离预防就是基于此原则。

一般来说"过分隔离"比"隔离不足"要安全,尤其是当诊断不明或者有严重传染源时。一旦发现患者有需要隔离的情况时,首先要立即给予适当隔离,而不要等待明确诊断,而且在患者并不完全符合特定隔离预防要求时要给予一般性预防。要既能及早控制感染的传播,又不至于造成患者过度精神压力,消耗工作人力,以及避免给工作和探视造成不便。

(三)隔离区域划分

隔离区应划分清洁区、半污染区及污染区,并规定人们在此区域活动的规则。隔离病区应划分为:三区(相对清洁区、半污染区、污染区)、两缓冲(带)、两端(清洁端、污染端)、两走廊(内走廊、外走廊)。各区域应有明显的标识和界线,如用醒目的颜色区别或用文字图标,以时刻提醒工作人员严格遵守隔离规范。

(1)清洁区。清洁区是指没有被病原微生物污染的区域,如传染病医院的办公区、职工生活区等。综合医院感染疾病科工作人员更衣室、配餐间、防护用品储物间、浴室等。此区传染患者不得进入。

(2)半污染区。半污染区是指可能被病原微生物污染的区域,如传染病隔离区内的办公室、治疗室、护士站、内走廊、通过间、缓冲间等。

(3)污染区。污染区是指已被病原微生物污染的区域,如感染疾病科门诊患者候诊检查区、诊室污物处置室、患者检查室、标本存放室、X线拍片室,病房中患者的病室、洗漱间、外走廊、污染端等。

(四)隔离标志

设置隔离标志的目的是为提醒医务人员、患者、探视人员。注意按照规定遵守相应的隔离预防措施,保护患者和他人的健康。隔离标志可以采用指示卡或者其他醒目的方式。通常采用7种不同的颜色代表不同的隔离:黄色为空气隔离、粉色为飞沫隔离、蓝色为接触隔离、灰色为抗酸菌隔离、棕色为肠道(粪-口)隔离、绿色为引流物(分泌物)隔离、粉红色为血液(体液)隔离。

二、个人防护用品使用

1.防护用品

防护用品应符合国家相关标准,在有效期内使用。

2.口罩的使用

(1)应根据不同的操作要求选用不同种类的口罩。

(2)一般诊疗活动,可佩戴普通口罩或外科口罩;手术室工作或护理免疫功能低下患者、进行体腔穿刺等操作时应戴外科口罩;接触经空气传播或近距离接触经飞沫传播的呼吸道传染病患者时,应戴医用防护口罩。

(3)口罩应保持清洁,每天更换、清洁与消毒,遇污染时及时更换。

(4)应正确佩戴口罩。

3.护目镜、防护面罩的使用

(1)下列情况应使用护目镜或防护面罩:①在进行诊疗、护理操作,可能发生患者血液、体液、分泌物等喷溅时。②近距离接触经飞沫传播的传染病患者时。③为呼吸道传染病患者进行气管切开、气管插管等近距离操作,可能发生患者血液、体液、分泌物喷溅时,应使用全面型防护面罩。

(2)佩戴前应检查有无破损,佩戴装置有无松懈。每次使用后应清洁与消毒。

(3)正确操作护目镜、防护面罩的戴摘方法。

4.手套的使用

(1)应根据不同操作的需要,选择合适种类和规格的手套:接触患者的血液、体液、分泌物、排泄物、呕吐物及污染物品时,应戴清洁手套;进行手术等无菌操作、接触患者破损皮肤、黏膜时,应戴无菌手套。

(2)应正确戴脱无菌手套。

(3)一次性手套应一次性使用。

5.隔离衣与防护服的使用

(1)应根据诊疗工作的需要,选用隔离衣或防护服,防护服应符合规定。隔离衣应后开口,能遮盖住全部衣服和外露的皮肤。

(2)下列情况应穿隔离衣:①经接触传播的感染性疾病患者,如传染病患者、多重耐药菌感染患者等。②对患者实行保护性隔离时,如大面积烧伤患者、骨髓移植患者等患者的诊疗、护理时。③可能受到患者血液、体液、分泌物、排泄物喷溅时。

(3)下列情况应穿防护服:①临床医务人员在接触甲类或按甲类传染病管理的传染病患者时。②接触经空气传播或飞沫传播的传染病患者,可能受到患者血液、体液、分泌物、排泄物喷溅时。

(4)应正确穿脱隔离衣和防护服。

6.鞋套的使用

(1)鞋套应具有良好的防水性能,并一次性应用。

(2)从潜在污染区进入污染区时和从缓冲间进入负压病室时应穿鞋套。

(3)应在规定区域内穿鞋套,离开该区域时应及时脱掉。发现破损应及时更换。

7.防水围裙的使用

(1)防水围裙分为重复使用的围裙和一次性使用的围裙。

(2)可能受到患者的血液、体液、分泌物及其他污染物质喷溅、进行复用医疗器械清洗时,应穿防水围裙。

(3)重复使用的围裙每次使用后应及时清洗消毒。遇有破损或渗透时,应及时更换。

(4)一次性使用围裙应一次性使用,受到明显污染时应及时更换。

8.帽子的使用

（1）分为布制帽子和一次性帽子。

（2）进入污染区和洁净环境前、进行无菌操作等时应戴帽子。

（3）被患者血液、体液污染时，应立即更换。

（4）布制帽子应保持清洁，每次或每天更换与清洁。

（5）一次性帽子应一次性使用。

三、重点科室各类隔离预防措施

1.隔离原则

在标准预防的基础上，根据疾病的传播途径（接触传播、飞沫传播、空气传播和其他途径传播），临床科室应制订相应的隔离与预防措施。一种疾病可能有多种传播途径时，应在标准预防的基础，采取相应传播途径的隔离与预防；隔离应有隔离标志，并限制人员的出入；黄色为空气传播的隔离，粉色为飞沫传播的隔离，蓝色为接触传播的隔离；传染病患者或可疑传染病患者应安置在单人隔离房间；受条件限制时同种病原体感染的患者可安置于一室；建筑布局符合传染病隔离要求。

2.接触传播的隔离与预防

接触经接触传播的疾病如肠道感染、多重耐药菌感染、皮肤感染等患者，在标准预防的基础上，还应采用接触传播的隔离预防。

（1）患者的隔离。应限制患者的活动范围；应减少转运，如必须转运时，应采取有效措施，减少对其他患者、医务人员和环境表面的污染。

（2）医务人员防护。接触隔离患者的血液、体液、分泌物、排泄物等物质时，应戴手套；离开隔离病室前，接触污染物品后摘除手套，洗手和（或）手消毒。手上有伤口时应戴双层手套。进入隔离病室，从事可能污染工作服的操作时，应穿隔离衣；离开病室前，脱下隔离衣，按要求悬挂，每天更换清洗与消毒；或使用一次性隔离衣，用后按医疗废物管理要求进行处置。接触甲类传染病应按要求穿脱防护服，离开病室前，脱去防护服，防护服按医疗废物管理要求进行处理。

3.空气传播的隔离预防

接触经空气传播的疾病，如肺结核、水痘等，在标准预防的基础上还应采用空气传播的隔离预防。

（1）患者的隔离。患者在无条件收治时，应尽快转送至有条件收治呼吸道传染病的病区收治，并注意转运过程中医务人员的防护。当患者病情容许时，应戴外科口罩，定期更换；并限制其活动范围。应严格空气消毒。

（2）医务人员的防护。应严格按照区域流程，在不同的区域，穿戴不同的防护用品，离开时按要求摘脱，并正确处理使用后物品；进入确诊或可疑传染患者房间时，应戴帽子、医用防护口罩；进行可能产生喷溅的诊疗操作时，应戴护目镜或防护面罩，穿防护服；当接触患者及其血液、体液、分泌物、排泄物等物质时必须戴手套；防护用品使用的具体要求应遵循各类传染性疾病防护要求。

4.飞沫传播的隔离预防

接触经飞沫传播的疾病,如百日咳、白喉、流行性感冒、病毒性腮腺炎、流行性脑脊膜炎等疾病,在标准预防的基础上还应采用飞沫传播隔离预防。

(1)患者的隔离。应遵循隔离的原则对患者进行隔离与预防;应减少转运,当需要转运时,医务人员应注意防护;患者病情容许时,应戴外科口罩,并定期更换;应限制患者的活动范围;患者之间、患者与探视者之间相隔距离在1 m以上,探视者应戴外科口罩;加强通风,进行空气的消毒。

(2)医务人员的防护。应严格按照区域流程,在不同的区域,穿戴不同的防护用品,离开时按要求摘脱,并正确处理使用后物品。

(3)医务人员防护用品穿脱程序。

1)穿戴防护用品应遵循的程序。①清洁区进入潜在污染区:洗手→戴帽子→戴医用防护口罩→穿工作衣裤→换工作鞋后→进入潜在污染区。手部皮肤破损的戴乳胶手套。②潜在污染区进入污染区:穿隔离衣或防护服→戴护目镜、防护面罩→戴手套→鞋套→进入污染区。③为患者进行吸痰、气管切开、气管插管等操作,可能被患者的分泌物及体内物质喷溅的诊疗护理工作前,应戴防护面罩或全面型呼吸防护器。

2)脱防护用品应遵循的程序。①医务人员离开污染区进入潜在污染区前:摘手套、消毒双手→摘护目镜、防护面屏→脱隔离衣或防护服→脱鞋套→洗手或手消毒→进入潜在污染区,洗手或手消毒。用后物品分别放置于专用污物容器内。②从潜在污染区进入清洁区前:洗手或手消毒→脱工作服→摘医用防护口罩→摘帽子→洗手或手消毒后,进入清洁区。③离开清洁区:沐浴、更衣→离开清洁区。

3)与患者近距离(1 m以内)接触,应戴帽子、医用防护口罩;进行可能产生喷溅的诊疗操作时,应戴护目镜或防护面罩,穿防护服;当接触患者及其血液、体液、分泌物、排泄物等物质时应戴手套;防护用品使用具体要求应遵循"医务人员防护用品的使用"。

5.其他传播途径疾病的隔离与预防

其他传播途径疾病的隔离与预防应根据疾病的特性,采取相应的隔离与防护措施。

6.特殊急性呼吸道传染病的防护隔离

(1)患者的隔离。将患者安置于有效通风的隔离病房或隔离区域内,必要时置于负压病房隔离。严格限制探视者,如需探视,探视者应正确穿戴个人防护用品,并遵守手卫生规定。限制患者活动范围,离开隔离病房或隔离区域时,应戴外科口罩。应减少转运,当需要转运时,医务人员应注意防护。

(2)医务人员防护。医务人员应经过专门的培训,掌握正确的防护技术,方可进入隔离病区工作。应严格按防护规定着装,不同区域应穿不同服装,且服装颜色应有区别或有明显标志。

(3)医务人员防护用品穿脱程序。

1)穿戴防护用品应遵循的程序。①清洁区进入潜在污染区:洗手+戴帽子→戴医用防护口罩→穿工作衣裤→换工作鞋后→进入潜在污染区。手部皮肤破损的戴乳胶手套。②潜在污染区进入污染区:穿隔离衣或防护服→戴护目镜、防护面罩→戴手套→穿鞋套→进入污染区。③为患者进行吸痰、气管切开、气管插管等操作,可能被患者的分泌物及体内物质喷溅的诊疗护理工作前,应戴防护面罩或全面型呼吸防护器。

2)脱防护用品应遵循的程序。①医务人员离开污染区进入潜在污染区前:摘手套、消毒双手→摘护目镜、防护面罩→脱隔离衣或防护服→脱鞋套→洗手或手消毒→进入潜在污染区,洗手或手消毒。用后物品分别放置于专用污物容器内。②从潜在污染区进入清洁区前:洗手或手消毒→脱工作服→摘医用防护口罩→摘帽子→洗手或手消毒后,进入清洁区。③离开清洁区:沐浴、更衣→离开清洁区。

10.穿脱防护用品的注意事项

(1)医用防护口罩的效能持续应用 6～8 h,遇污染或潮湿,应及时更换。

(2)离开隔离区前应对佩戴的眼镜进行消毒。

(3)医务人员接触多个同类传染病患者时,防护服可连续应用。

(4)接触疑似患者,防护服应每个患者之间进行更换。

(5)防护服被患者血液、体液、污物污染时,应及时更换。

(6)戴医用防护口罩或全面型呼吸防护器应进行面部密合性试验。

(7)隔离区工作的医务人员应每日监测体温两次,体温超过 37.5℃及时就诊。

(8)医务人员应严格执行区域划分的流程,按程序做好个人防护,方可进入病区,下班前应沐浴、更衣后,方可离开隔离区。

(9)空气与物体表面的消毒应遵循《医疗机构消毒技术规范》。

11.隔离标识

隔离患者(黄色为空气隔离、粉色为飞沫隔离,蓝色为接触隔离)应在床头牌及病历牌右上角贴上不同标识。

四、职业暴露防护与监测

(一)职业暴露的概念

(1)职业暴露是指医务人员在未实施相应有效的职业安全防护及预防措施的情况下接触传染源。

(2)医务人员在工作中被污染或可疑污染 HIV、HBV、HCV、梅毒等传播病原体的锐器所刺伤。医务人员非完整的黏膜皮肤在工作中接触 HIV、HBV、HCV、梅毒等经血液传播病原体感染患者的体液、血液或病毒提取物。

(3)医务人员从事诊疗护理等工作过程中,意外被艾滋病病毒感染者或艾滋病患者血液、体液污染了皮肤或黏膜,或被含有艾滋病病毒的血液、体液污染的针头、手术器械刺破皮肤,有可能被艾滋病病毒感染的情况。

(二)职业暴露预防

1.标准预防

对所有患者的血液、体液及被血液、体液污染的物品均视为具有传染性必须进行隔离,不论是否有明显的血迹污染或是否有接触非完整的皮肤与黏膜,接触上述物质者必须采取防护措施。

(1)既要防止血源性疾病的传播,也要防止非血源性疾病的传播。

（2）强调双向防护，既防止疾病从患者传至医务人员，又防止疾病从医务人员传至患者。

（3）根据疾病的主要传播途径采取相应的隔离措施，包括接触隔离、空气隔离和飞沫隔离。

2.防护措施

（1）医务人员进行有可能接触患者血液、体液的诊疗和护理操作时必须戴手套，操作完毕脱除手套后应立即洗手，必要时进行手消毒。

（2）在诊疗、护理操作过程中有可能发生血液、体液飞溅到医务人员的面部时，医务人员应戴手套及具有防渗透性的口罩，防护目镜或面罩；有可能发生血液、体液大面积飞溅或有可能污染医务人员身体时，应当穿戴具有防渗透性能的围裙或隔离服。

（3）医务人员手部皮肤发生破损，在进行有可能接触患者血液、体液的诊疗和护理操作时必须戴双层手套。

（4）医务人员在进行侵袭性诊疗护理操作过程中要保证充足的光线并特别注意防止被针头、缝合针、刀片等锐器刺伤或划伤。

（5）使用后的锐器应当由操作者处理，直接放入耐刺防渗漏的利器盒内，禁止用手直接接触使用后的针头、刀片等锐器。

（6）医务人员长期在病房工作应定期进行鼻部、手部的细菌培养，如有葡萄球菌感染者给予治疗，持续金黄色葡萄球菌携带者应停止在病房工作。

（三）职业安全防护原则

医务人员个人防护采取分级防护原则，一般分为三个等级防护：一级防护针对门（急）诊医务人员；二级防护针对进入隔离留观室的工作人员；三级防护针对与患者密切接触，对患者实施特殊治疗的医护人员。

1.一级防护

一级防护适用于发热门诊的医护人员穿工作服、隔离衣、戴工作帽和外科口罩。每次接触患者及完成各项检查和操作，应立即洗手和进行手消毒，消毒剂使用碘伏、酒精、洁肤剂，将5 ml消毒液于手掌上进行规范的手卫生操作。

2.二级防护

二级防护适用于进入隔离区（室）的医务人员、转运患者的工作人员和司机。必须戴外科口罩，戴工作帽、手套、穿隔离衣和隔离鞋套，口罩每4 h更换1次或潮湿时及时更换。处理患者污物、分泌物、排泄物、病理等标本，每次接触患者和完成操作应立即洗手和进行手消毒，消毒剂使用碘伏、酒精、洁肤剂，将5 ml消毒液于手掌上进行规范手卫生操作。对患者实施近距离操作时要戴面罩或防护目镜。

3.三级防护

适用于为患者吸痰、气管切开和气管插管的医护人员。进入隔离区（室）除采取二级防护措施以外，还应戴全面型呼吸防护器。离开隔离区（室）应按要求进行全面消毒处理，保持个人清洁。

（四）职业暴露接触后的应急处理

发生血源性病原体意外职业接触后应立即进行局部处理。

（1）用肥皂液和流动水清洗被污染的皮肤，用生理盐水冲洗被污染的黏膜。

（2）如有伤口,应当由近心端向远心端轻轻挤压,避免挤压伤口局部,尽可能挤出损伤处的血液,再用肥皂水和流动水进行冲洗。

（3）伤口冲洗后用消毒液,如用70％乙醇溶液或者0.5％聚维酮碘溶液进行消毒,并包扎伤口;被接触的黏膜应当反复用生理盐水冲洗干净。

（五）评价源患者

（1）根据现有信息评估被传染的风险,包括源患者的液体类型（例如血液、可见体液、其他潜在的传染性液体或组织和浓缩的病毒）和职业接触类型（即经皮伤害、经黏膜或破损皮肤和叮咬）。

（2）对已知源患者进行乙肝病毒表面抗原、丙肝病毒抗体和艾滋病病毒检测。

（3）对于未知源患者,要评估接触者被HBV、HCV或HIV感染的风险。

（4）不应检测被废弃的针具或注射器的病毒污染情况。

（六）评价接触者

1.评估

通过乙肝疫苗接种史和接种效果评估接触者乙肝病毒感染的免疫状况。

2.预防

采取接触后预防措施。

3.乙型肝炎病毒接触后预防措施与接种疫苗的状态紧密相关

（1）未接种疫苗者,应采取注射乙肝免疫球蛋白和接种乙肝疫苗的措施。

（2）以前接种过疫苗,已知有保护性抗体者,无需处理。

（3）以前接种过疫苗,已知没有保护性抗体者,应采取注射乙肝免疫球蛋白和接种乙肝疫苗的措施。

（4）如乙肝病毒感染状况不明确者,应采取注射乙肝免疫球蛋白和接种乙肝疫苗的措施,同时进行乙肝病毒血清检测,根据结果确认是否接种第2、3针乙肝疫苗。

4.丙型肝炎病毒。

不推荐采用接触后预防措施。

5.艾滋病病毒

尽快采取接触后预防措施,预防性用药应当在发生艾滋病病毒职业接触后4 h内实施,最迟不得超过24 h。但即使超过24 h,也应实施预防性用药。对所有不知是否怀孕的育龄妇女进行妊娠检测。育龄妇女在预防性用药期间,应避免或终止妊娠。

（1）如果存在用药指征,则应当在接触后尽快开始接触后预防。

（2）接触后72 h内应当考虑对接触者进行重新评估,尤其是获得了新的接触情况或源患者资料时。

（3）在接触者可耐受的前提下,给予4周的接触后预防性用药。

（4）如果证实源患者未感染血源性病原体,则应当立即中断接触后预防性用药。

6.梅毒病毒

专科医生会诊;患者TRUST(＋);给予职业接触的医务人员抗生素预防治疗,推荐长效青霉素240万单位,每周一次,每侧臀部注射120万单位/次,连续注射2～3周,对青霉素过敏者可选择红霉素。

（七）接触后的随访与咨询

1.评估

建议接触者在随访期间发生的任何急症都应向用人单位请求进行医学评估。

2.乙型肝炎病毒接触

对接种乙型肝炎疫苗的接触者开展跟踪检测。

（1）在最后一剂疫苗接种1~2个月之后进行病毒抗体追踪检测。

（2）如果3~4个月前注射过乙肝免疫球蛋白，则抗原抗体反应不能确定为接种疫苗后产生的免疫反应。

3.丙型肝炎病毒接触

（1）接触4~6个月之后进行丙型肝炎抗体和谷丙转氨酶基线检测和追踪检测。

（2）如想早期诊断HCV感染，应在接触4~6周后检测HCV-RNA。

（3）通过补充检测，反复确认HCV抗体酶免疫水平。

4.艾滋病病毒接触

（1）接触后应开展至少6个月的HIV追踪检测，包括在接触后的第4周、第8周、第12周及6个月时对HIV抗体进行检测，对服用药物的毒性进行监测和处理，观察并记录HIV感染的早期症状等。

（2）如果疾病伴随反复出现的急性症状，则开展HIV抗体检测。

（3）接触者应采取预防措施防止随访期间的再次传染。

（4）在接触后72h内评估接触者的接触后预防水平，并进行至少2周的药品毒性监测。

5.梅毒接触

停药后1个月、3个月进行梅毒抗体检测。

（八）危害告知

（1）张贴生物危害警示标识。在医疗废物的容器上、存放血液或其他潜在传染物质的冰箱（冷柜）上或其他用于储存、运输血液或其他潜在传染物质的容器上，张贴生物危害警示标识。

（2）应按标准要求在被污染的仪器设备上张贴生物危害警示标识，并注明仪器设备被污染的部位。

（3）应在HBV、HCV和HIV实验室和病原制备场所工作区入口处张贴生物警示标识，并同时注明传染性病原的名称，进入本区域的特殊要求，本实验室负责人及其电话号码。

第三节　医疗废物管理

医疗废物是指医院在诊疗过程中使用的器具、物品被污染之后不能再利用，需要丢弃的废物，包括生物性的和非生物性的，也包括医院产生的生活垃圾。医疗废物中可能含有大量病原微生物和有害化学物质，甚至会有放射性和损伤性物质，是引起疾病传播或相关公共卫生问题的重要危险性因素。因此医疗废物要进行规范的处理,否则会对大气、土壤、水域造成污染,影响环境卫生,甚至引起疾病传播,对人类健康造成严重的危害。

一、基本术语

1.医疗废物

医疗卫生机构在医疗、预防、保健,以及其他相关活动中产生的具有直接或者间接感染性、毒性及其他危害性的废物。

2.医疗废物包装袋

用于盛装除损伤性废物之外的医疗废物初级包装,并符合一定防渗和撕裂强度性能要求的软质口袋。

3.利器盒

用于盛装损伤性医疗废物的一次性专用硬质容器。

4.周转箱(桶)

在医疗废物运送过程中,用于盛装经初级包装的医疗废物的专用硬质容器。

二、分类

医疗废物的规范处理,首先要进行明确的分类,按照《医疗废物分类名目》将医疗废物分为:感染性废物、病理性废物、损伤性废物、药物性废物、化学性废物五大类。

(1)感染性废物:是指携带病原微生物,具有引发感染性疾病传播危险的医疗废物。包括,①被患者血液、体液、排泄物污染的物品,如棉球、棉签、引流棉条、纱布及其他各种敷料;一次性使用卫生用品、一次性使用医疗用品及一次性医疗器械;废弃的被服;其他被患者血液、体液、排泄物污染的物品(一次性使用卫生用品是指使用一次后即丢弃的,与人体直接或者间接接触的,并为达到人体生理卫生或者卫生保健目的而使用的各种日常生活用品。一次性使用医疗用品是指临床用于患者检查、诊断、治疗、护理的指套、手套、吸痰管、阴道窥镜、肛镜、印模托盘、治疗巾、皮肤清洁巾、擦手巾、压舌板、臀垫等接触完整黏膜、皮肤的各类一次性使用医疗、护理用品。一次性医疗器械指《医疗器械管理条例》及相关配套文件所规定的用于人体的一次性仪器、设备、器具、材料等物品)。②医疗机构收治的隔离传染病患者或者疑似传染病患者产生的生活垃圾。③病原体的培养基、标本和菌种、毒种保存液。④各种废弃的医学标本。⑤废弃的血液、血清。⑥使用后的一次性使用医疗用品及一次性医疗器械视为感染性废物。

(2)病理性废物:诊疗过程中产生的人体废弃物和医学实验动物尸体等。包括,①手术及其他诊疗过程中产生的废弃的人体组织、器官等。②医学实验动物的组织、尸体。③病理切片后废弃的人体组织、病理蜡块等。

(3)损伤性废物:能够刺伤或者割伤人体的废弃的医用锐器。包括,①医用针头、缝合针。②各类医用锐器,解剖刀、手术刀、备皮刀、手术锯等。③载玻片、玻璃试管、玻璃安瓿等。

(4)药物性废物:过期、淘汰、变质或者被污染的废弃的药品。包括,①废弃的一般性药品,如抗生素、非处方类药品等。②废弃的细胞毒性药物、遗传毒性药物、致癌性药物,如硫唑嘌呤、苯丁酸氮芥、萘氮芥、环孢霉素、环磷酰胺、美法仑、司莫司汀、三苯氧氨、硫替派等;可疑致癌性药物,如顺铂、丝裂霉素、阿霉素、苯巴比妥等;免疫抑制剂。③废弃的疫苗、血液制品等(医疗卫生机构废弃的麻醉、精神、放射性、毒性等药品及其相关的废物的管理,依照有关法律、行政法规和国家有关规定、标准执行)。

(5)化学性废物:具有毒性、腐蚀性、易燃易爆性的废弃的化学物品。包括,①医学影像室、实验室废弃的化学试剂。②废弃的过氧乙酸、戊二醛等化学消毒剂。③废弃的汞血压计、汞温度计。

三、收集、转运

1.医疗废物分类收集

必须分类收集,各类医疗废物应当使用专用的包装袋或者利器盒。

(1)根据医疗废物的类别,将医疗废物分置于符合《医疗废物专用包装物、容器的标准和警示标识的规定》的包装物或者容器内。生活垃圾包装袋的颜色为黑色;医疗废物包装袋的颜色为淡黄,颜色应符合要求,包装袋的明显处应印制警示标识和警告语。

(2)在盛装医疗废物前,应当对医疗废物包装物或者容器进行认真检查,确保无破损、渗漏和其他缺陷。

(3)感染性废物、病理性废物、损伤性废物、药物性废物及化学性废物不能混合收集。少量的药物性废物可以混入感染性废物,但应当在标签上注明。

(4)废弃的麻醉、精神、放射性、毒性等药品及其相关的废物的管理,依照有关法律、行政法规和国家有关规定、标准执行。

(5)化学性废物中批量的废化学试剂、废消毒剂应当交由专门机构处置。

(6)批量的含有汞的体温计、血压计等医疗器具报废时,应当交由专门机构处置。

(7)医疗废物中病原体的培养基、标本和菌种、毒种保存液等高危险废物,应当首先在产生地点进行压力蒸汽灭菌或者化学消毒处理,然后按感染性废物收集处理。

(8)隔离的传染病患者或者疑似传染病患者产生的具有传染性的排泄物,应当按照国家规定严格消毒,达到国家规定的排放标准后方可排入污水处理系统。

(9)隔离的传染病患者或者疑似传染病患者产生的医疗废物应当使用双层包装物,并及时密封。

(10)放入包装物或者容器内的感染性废物、病理性废物、损伤性废物不得取出。

(11)医疗卫生机构内医疗废物产生地点应当有医疗废物分类收集方法的示意图或者文字说明。

(12)盛装的医疗废物达到包装物或者容器的 3/4 时,应当使用有效的封口方式,使包装物或者容器的封口紧实、严密。

(13)包装物或者容器的外表面被感染性废物污染时,应当对被污染处进行消毒处理或者增加一层包装。

(14)盛装医疗废物的每个包装物、容器外表面应当有警示标识,在每个包装物、容器上应当系中文标签,中文标签的内容应包括医疗废物产生单位、产生日期、类别及需要的特别说明等。

2.医疗废物转运

应在规定的时间和路线运送,避开人流高峰和路线;运送过程中应做好职业防护;禁止对医疗废物进行踩踏,只能提起包装袋的颈部,不能怀抱包装袋主体部分;规范使用防护用品;使用专用的周转箱(桶)进行转运。

(1)运送人员每天从医疗废物产生地点将分类包装的医疗废物按照规定的时间和路线运送至内部指定的暂时贮存地点。

(2)运送人员在运送医疗废物前,应当检查包装物或者容器的标识、标签及封口是否符合要求,不得将不符合要求的医疗废物运送至暂时贮存地点。

(3)运送人员在运送医疗废物时,应当防止造成包装物或容器破损和医疗废物的流失、泄漏和扩散,并防止医疗废物直接接触身体。

(4)运送医疗废物应当使用防渗漏、防遗散、无锐利边角、易于装卸和清洁的专用运送工具。

(5)每天运送工作结束后,应当对运送工具及时进行清洁和消毒。

(6)进行污物收集、处理的工作人员必须做好个人防护措施,工作时应穿工作服,规范使用口罩、帽子、隔离衣、护目镜、面罩、橡胶手套、防水胶鞋、橡胶围裙等防护用品。

四、贮存

1.建立贮存设施

应当建立医疗废物暂时贮存设施、设备,不得露天存放医疗废物;医疗废物暂时贮存的时间不得超过两天。

2.建立的医疗废物暂时贮存设施、设备应当达到以下要求

(1)远离医疗区、食品加工区、人员活动区和生活垃圾存放场所,方便医疗废物运送人员及运送工具、车辆的出入。

(2)有严密的封闭措施,设专(兼)职人员管理,防止非工作人员接触医疗废物。

(3)有防鼠、防蚊蝇、防蟑螂的安全措施。

(4)防止渗漏和雨水冲刷。

(5)易于清洁和消毒。

(6)避免阳光直射。

(7)设有明显的医疗废物警示标识和"禁止吸烟、饮食"的警示标识。

3.防腐

暂时贮存病理性废物,应当具备低温贮存或者防腐条件。

4.集中处理

应当将医疗废物交由取得县级以上人民政府环境保护行政主管部门许可的医疗废物集中处置单位处置,依照危险废物转移联单制度填写和保存转移联单。

五、交接登记

医疗废物在转运贮存过程中必须明确管理责任,在医疗废物的分类收集、转运、焚化过程中必须严格登记。

(1)各科室、部门保洁每日分类、收集医疗废物后应称重,并在医疗废物包装物上贴上《医疗废物标签》,标签上注明产生部门、废物分类、重量、产生日期等,同时填写《医疗废物登记本》并签字,医疗废物产生部门的人员同时签字。

(2)保洁工人在科室收集医疗废物后,将医疗废物盛装在"医疗废物转运桶"中,按照规定的时间、路线将医疗废物转运到医疗废物运送到临时储存地点(医疗废物暂存间)。

(3)医疗废物转运到医疗废物运送到临时储存地点(医疗废物暂存间)后,应当认真填写《医疗废物临时存储转运记录本》,医疗废物暂存间管理员签字。

(4)储存在临时储存地点的医疗废物,医疗废物暂存间管理员和后勤负责人应及时与处置单位联系,将医疗废物包装好后称重,每次转移后认真填写废物处置单位的《医疗废物收运报告单》和《医疗废物临时存储转运记录本》并签字,同时填写《医疗废物转运联单》。

(5)医疗废物临时储存地点的负责人应定时向医院感染管理的主管部门报告《医疗废物处置月报表》。

(6)所有登记资料至少保存3年。

六、管理要求

(1)医疗卫生机构应当对医疗废物进行登记,登记内容应当包括医疗废物的来源、种类、重量或者数量、交接时间、最终去向及经办人签名等项目。登记资料至少保存3年。

(2)医疗废物转交出去后,应当对暂时贮存地点、设施及时进行清洁和消毒处理。

(3)禁止医疗卫生机构及其工作人员转让、买卖医疗废物。

(4)禁止在非收集、非暂时贮存地点倾倒、堆放医疗废物,禁止将医疗废物混入其他废物和生活垃圾。

(5)不具备集中处置医疗废物条件的农村地区,医疗卫生机构应当按照当地卫生行政主管部门和环境保护行政主管部门的要求,自行就地处置其产生的医疗废物。自行处置医疗废物的,应当符合以下基本要求:①使用后的一次性医疗器具和容易致人损伤的医疗废物应当消毒并做毁形处理。②能够焚烧的,应当及时焚烧。③不能焚烧的,应当消毒后集中填埋。

(6)医疗卫生机构发生医疗废物流失、泄漏、扩散和意外事故时,应当按照以下要求及时采取紧急处理措施:①确定流失、泄漏、扩散的医疗废物的类别、数量、发生时间、影响范围及严重程度。②组织有关人员尽快按照应急方案,对发生医疗废物泄漏、扩散的现场进行处理。③对被医疗废物污染的区域进行处理时,应当尽可能减少对患者、医务人员、其他现场人员及环境的影响。④采取适当的安全处置措施,对泄漏物及受污染的区域、物品进行消毒或者其他无害化处置,必要时封锁污染区域,以防扩大污染。⑤对感染性废物污染区域进行消毒时,消毒工作从污染最轻区域向污染最严重区域进行,对可能被污染的所有使用过的工具也应当进行消毒。⑥工作人员应当做好卫生安全防护后进行工作。⑦处理工作结束后,医疗卫生机构应当对事件的起因进行调查,并采取有效的防范措施预防类似事件的发生。

(7)定期定时进行检查和对处置医疗废物人员进行培训。

参考文献

[1]陈爱琴,张静.医院消毒供应中心设备管理实施指南[M].广州:广东科学技术出版社,2020.

[2]陈梅.医院后勤管理标准建立与新技术应用[M].上海:同济大学出版社,2020.

[3]董四平,陶红兵.医院管理与卫生政策研究方法[M].北京:中国协和医科大学出版社,2022.

[4]郭启勇.现代医院管理新论[M].北京:人民卫生出版社,2018.

[5]李爱军.医院医疗设备管理与维护[M].长春:吉林大学出版社,2018.

[6]李峰,牛江平,张英.现代医院管理制度建设实践[M].北京:清华大学出版社,2019.

[7]李为民.现代医院管理理论、方法与实践[M].北京:人民卫生出版社,2019.

[8]李永富.现代医院管理[M].西安:西安交通大学出版社,2016.

[9]莫言娟.现代医院管理与医院经济运行[M].天津:天津科学技术出版社,2020.

[10]王景明.医院管理新模式[M].北京:人民军医出版社,2015.

[11]王霜.现代医院管理制度研究[M].秦皇岛:燕山大学出版社,2019.

[12]王伟,吴菁.突发公共卫生事件医院管理实践[M].北京:人民卫生出版社,2020.

[13]夏志俊,缪建华.医院品质管理优秀案例集[M].杭州:浙江大学出版社,2020.

[14]余雄武,邓星梅,张明清,等.医院管理实战·上[M].昆明:云南科技出版社,2021.

[15]余雄武,邓星梅,张明清,等.医院管理实战·下[M].昆明:云南科技出版社,2021.

[16]张侃,耿捷.现代医院管理软件学[M].西安:西北大学出版社,2021.

[17]张利江.现代医院管理理论及其创新理念探析[M].成都:四川大学出版社,2017.

[18]张小康,邹晓峰.三级综合性医院感染管理[M].南昌:江西科学技术出版社,2020.

[19]庄建民.医院管理新思维[M].北京:人民卫生出版社,2020.

[20]邹爱民.医院管理常规[M].西安:三秦出版社,2013.